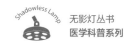

无影灯丛书
医学科普系列

带你走近
"痛性"
骨质疏松症

主编 张欣 陈辉 张君宏

U0295700

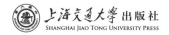

上海交通大学出版社
SHANGHAI JIAO TONG UNIVERSITY PRESS

内容提要

　　骨质疏松症是我国当今老龄化社会所面临着的重要公共卫生问题。疼痛是其核心临床问题，即"痛性骨质疏松症"，近年来临床发病率与日俱增，造成极大的医疗支出。对于"痛性"骨质疏松症，大众在认识上仍存在欠缺，影响合理防治。因此，本书作者基于该问题的具体临床实践，结合优质文献依据，针对大众进行专题科普，以此提高大众对该类疾病的认识程度，提高防治理念，进而获得长足的社会发展效益。本书在内容上兼顾科学性和普及性，通过通俗易懂的语言，对疾病的基础病因、发病机制、临床表现、防治策略、相关危害进行系统性地阐述。本书受众人群广泛，适用于社会各界人士，尤其适用于广大中老年人群。

图书在版编目(CIP)数据

　　带你走近"痛性"骨质疏松症/张欣,陈辉,张君

宏主编.—上海:上海交通大学出版社,2023.5

　　ISBN 978 - 7 - 313 - 28338 - 2

　　Ⅰ.①带⋯　Ⅱ.①张⋯②陈⋯③张⋯　Ⅲ.①骨质疏

松—防治　Ⅳ.①R681

　　中国国家版本馆 CIP 数据核字(2023)第 035489 号

带你走近"痛性"骨质疏松症
DAINI ZOUJIN "TONGXING" GUZHI SHUSONGZHENG

主　　编：	张　欣　陈　辉　张君宏		
出版发行：	上海交通大学出版社	地　　址：	上海市番禺路 951 号
邮政编码：	200030	电　　话：	021 - 64071208
印　　制：	上海文浩包装科技有限公司	经　　销：	全国新华书店
开　　本：	880mm×1230mm　1/32	印　　张：	6.375
字　　数：	96 千字		
版　　次：	2023 年 5 月第 1 版	印　　次：	2023 年 5 月第 1 次印刷
书　　号：	ISBN 978 - 7 - 313 - 28338 - 2		
定　　价：	68.00 元		

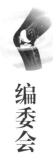

编委会

—— 主编

张　欣　陈　辉　张君宏

—— 编者

李秀娟　王　玥　张　哲　李宗锡

陈珍珍　章美玲　贾彤彤　王玲玲

顾碧亭　赵钒清　周会琳　秦海凤

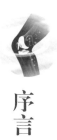

序言

　　在当今这个人口结构老龄化日益加剧的时代,骨质疏松症已成为非常普遍的公共临床问题。大多数人对骨质疏松症并不陌生,通常随年龄增长,最开始发生骨代谢的变化,骨量逐渐丢失,出现骨皮质变薄、骨小梁稀疏、骨骼强度下降、炎症物质堆积,导致疼痛并易发生骨折。以上是我们经常能够从医学工作者口中听到的、耳熟能详的骨质疏松症疾病特点。

　　我国是世界第一人口大国,人口基数大,老龄化程度严重。据统计,2015 年我国 60 岁以上人口已达 2.1 亿,65 岁以上人口近 1.4 亿。随着人口老龄化趋势的日益加重,骨质疏松症产生的临床问题也日益严峻。2018 年,国家卫健委调研显示,我国 50 岁以上人群骨质疏松症的患病率为 19.2%,其中男性为 6.0%,女性为 32.1%;65 岁以上人群骨质疏松症患病率达到 32%,其中男性为 10.7%,女性为 51.6%。

随着医疗水平的不断提高,对于骨质疏松症的治疗取得了长足的进步。然而,近年来骨质疏松症发病率并未得到有效遏制,相应的医疗支出仍在与日俱增。我国骨质疏松症的防治率依然较低,尤其在社区、农村,骨质疏松症的有效治疗率很低。大众对该病的认识程度和预防意识不足是其主要的原因之一。因而,针对骨质疏松症患者及高危人群进行科普推广,提高国民自身对该疾病的认知程度,对于骨质疏松症的防治具有重要的意义。

疼痛是骨质疏松症最突出的临床问题。除脆性骨折可直接导致急、慢性疼痛外,尚未发生骨折的骨质疏松症患者也会普遍出现不同程度的疼痛症状,导致身体机能受损、情绪低落、功能障碍,对老年人的健康生活质量造成严重的危害,并造成巨大的家庭和社会负担。所以,提高大众对骨质疏松症的认知和重视,最佳的切入点就是骨质疏松症引起的疼痛问题,也可称之为"痛性骨质疏松症",具体可以理解为因骨质疏松症而直接或间接导致的疼痛以及与之相关的临床问题,比如背痛、腰痛、脊柱小关节源性疼痛、骨折术后遗留下的残余疼痛,以及因为它们所导致的机体失能。

　　随着教育水平的整体进步,大众接受科学知识的能力不断提高。现在,人们对疾病的了解需求已不再停留于疾病含义的简单层面。大众不仅对疾病的科普需求度在提高,对科普内容科学性、逻辑性和系统性的要求也在提高。这在当前信息化时代的背景下更加凸显。因此,以疼痛作为切入点,进行"痛性骨质疏松症"的系列科普,使大众能够由浅入深地提高对骨质疏松症的认知力,正合时代所需。

　　本书编者是从事骨科学、疼痛医学临床工作多年的医护人员,本着加大骨质疏松症全民科普力度的目标,围绕痛性骨质疏松症,结合当前疼痛治疗的临床实践,通过漫画结合文字的形式,编写了这本科普读物。在文字撰写上,为契合目前不断上升的社会文化水平,编写者不仅采用了通俗易懂的科普语言,同时也有选择性地采集了专业期刊、文献、会议报告等学术性内容,使读者在获得趣味性的同时，也能够深入认识其背后的专业知识，以便更充分地了解骨质疏松症，更有效地防治骨质疏松症。相信这本科普书一定能成为广大读者的好朋友！

纪方

上海市医学会骨科专科委员会

创伤学组组长

2022 年 12 月

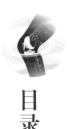

目录

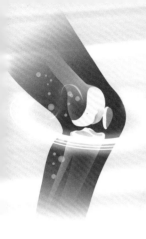

引　言

　　大家好！我是科普知识张医生。骨与关节损伤、退变、疼痛等健康问题是我主要的专业方向。我们都知道，骨质疏松症是中老年人群中非常普遍的慢性疾病。然而，我们对它认识和了解的程度可能并不深。尤其是对骨质疏松症导致的疼痛，很多人都会感到陌生。

　　骨质疏松会引起疼痛吗？这种疼痛的特点是怎样的？为什么骨质疏松会引起疼痛？哪些人更容易出现骨质疏松性疼痛的问题？骨质疏松性疼痛怎样预防和治疗？大家对这些问题可能都存在一些疑惑。如果能清楚地了解其中的缘由，对于我们的健康将有着积极的意义。我将围绕骨质疏松症和疼痛，给大家分享"痛性骨质疏松症"的相关科普知识，逐步带你走近它，认识它，了解它。

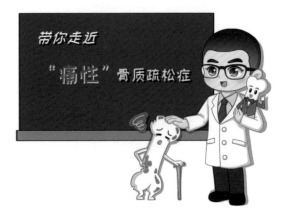

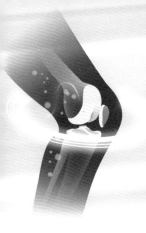

1　骨的一生

首先来和大家来聊聊：骨的一生。

骨和人体所有器官一样，都会随着"年龄"的增长而衰老。这就好比说，人有一生的光阴，历经婴幼儿、青少年、中年、老年等阶段。与之同步，骨也有着不断变化的一生。人的一生很漫长，骨的一生也很漫长。看似漫长的岁月总是在不经意间发生了千变万化。弹指一挥间，蹒跚学步的幼儿便长成了高大稳重的成人，骨也是如此。

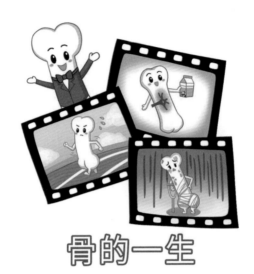

骨的一生

在婴幼儿时期，人体的骨骼与关节还未发育成熟。此时的骨头就像幼小的"骨宝宝"，它们形态萌稚，可塑性强。这一时期，骨的两端尚为软骨，又称为骨骺。

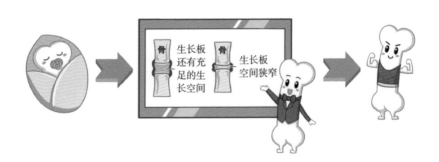

骨骺组织尚未形成充分的骨矿沉积,对 X 线的吸收度低,因而在 X 线片上显影模糊、颜色淡,和成年人骨骼的 X 线片影像差别很大。在 X 线片上,骨骺是一条不规则的缝隙,在医学上称作"骨骺线",其实就是因为骨骺对 X 线吸收的程度比它附近的骨组织低的缘故。这也是一些主要从事成人骨骼疾病与损伤治疗的医生在偶尔碰到幼儿的骨骼 X 线片时会被难住的原因,相比之下,他们平时读幼儿骨骼 X 线片的情况比较少。

　　随着生长发育,到了十六七岁,接近成年人时,骨骺软骨逐渐闭合,成为了完整的骨组织。此时骨结构已基本完善,质地也达到了新的标准。在 X 线片上,这一时期的骨骼像一个新长成的青年,它轮廓完整,边缘锐利,界线清晰,关节平滑,处处都散发着"新"的气息。

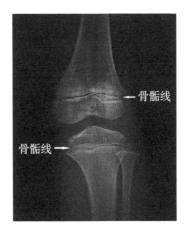

骨骺线

骨骺线

幼儿骨骼的 X 线片(膝)

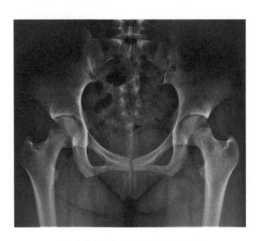

青少年骨骼的 X 线片（骨盆）

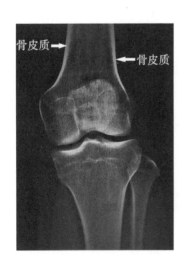

骨皮质 ← → 骨皮质

中壮年人骨骼的 X 线片（膝）

时间进一步推移，到了中年时期，骨也迎来了"黄金时代"。此时骨外部的强度和内部的活性达到了最佳的平衡，表现出最高的强度。骨骼整体上粗壮有力，外层的骨皮质坚硬厚实，具有强大的支撑力，骨内的代谢也处于高效运转的状态。这一时期的骨就像如日中天的中年人，年富力强，活力四射。

俗话说"巅峰时代也即是下坡路的开始",这是无法逃脱的自然规律。年过四旬,骨开始退变。和人变老一样,骨退变的速度和程度也各有不同,受性别、体重、生活习惯、体育锻炼、职业特点、疾病等很多因素的影响。年轻时积累的骨量越高、底子越好,在骨退变

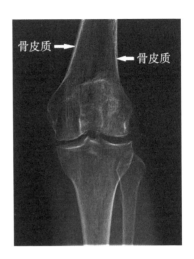

中老年人骨骼的 X 线片(膝)

骨皮质 骨皮质

的过程中受到的不利影响也越少。女性骨骼在这一时期往往退变更早、更快,主要因为随着绝经期的到来,往往会出现雌激素分泌不足的现象,而雌激素恰恰是维持正常骨代谢的重要物质之一。

随着老年时期的到来,骨也进入了快速衰老的阶段。65 岁以上的老年人出现骨质疏松的比例很高。随着年龄的增长,骨头衰老的速度也在加快。骨量逐渐丢失,骨密度不断下降,有些骨头变得越来越松脆。这一时期,骨的外层皮质和中年时期相比明显变薄,支撑力日渐下降。骨的代谢能力也明显减弱,其整体机械强度也明显不如年轻时期。

所以,骨质疏松的老年人很容易出现"脆性骨折"。脆性骨折的发生不需要很大的外力,诸如不小心滑倒、用力不当乃至打个喷嚏、搬个板凳等这些日常事件即可造成。

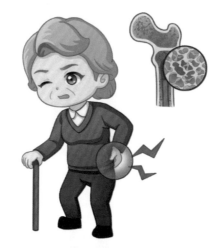

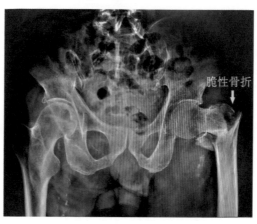

老年人骨骼的X线片(骨盆)

骨的一生与人的一生一样,从新生朝阳到暮年夕阳,是自然规律的体现。然而,纵观人的一生,有的人到了晚年疾病缠身、痛苦煎熬,但也有人晚年仍身体硬朗,幸福安详地走完人生。骨也是如此,有的骨到了晚年出现疏松病痛,有的骨到了晚年仍然稳健无碍。

    所以说,纵观骨的一生,学问自在其中。

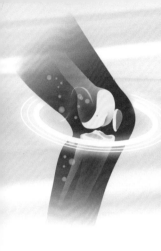

2 骨头为什么变"松脆"

一提起骨质疏松,我们首先能够感受到的是"松"这个字,其次则是耳熟能详的"脆性骨折"中的"脆"字。问题来了,为什么随着老龄化和退变,骨头会朝着"松脆"的方向改变,而不是朝着另外的方向改变,比如变得像石头一样坚硬,或是变得像橡胶一样柔软?

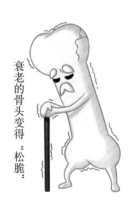

衰老的骨头变得"松脆"

这就要从骨的结构和成分说起了。

宏观上,骨主要由两种组织构成:致密的骨皮质在外,多孔的骨松质在内。拿我们常吃的猪大骨为例,坚硬致密的管腔就是骨皮质,而两端酥软的骨质内则富含骨松质。骨皮质是一层板状骨板,顾名思义相当于骨的外壳,质地致密,富含羟基磷灰石,性状类似于石灰,故而坚硬,能够为骨提供强有力的支撑,在人体的力学传递过程中承担主要的载荷。骨松质则主要分布于椎骨、扁骨或长管状骨的两端,主要为多孔的骨小梁结构,富含营养物质。

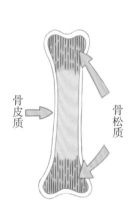
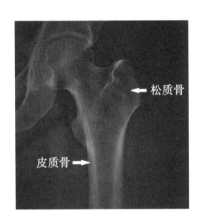

微观上,骨组织同样由两类物质组成:一类是没有生物活性的物质,即无机质(矿物质),最主要为钙、磷。另一类则是有活性的物质,即有机质,如骨细胞、胶原蛋白等。无机质含量越高,骨越坚硬;有机质含量越高,骨越有弹性。所以，无机质和有机质在骨中所占的比例影响着骨的物理性能。这是骨的性状发生改变的基础。

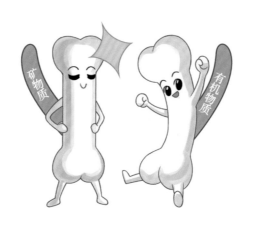

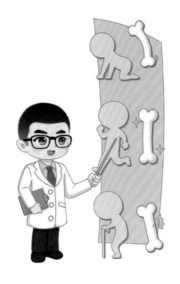

当我们处于不同的年龄时，骨的无机质和有机质含量的比例是不同的。这种变化造成了在不同年龄段时，骨的硬度和弹性不一样。

在幼儿时期，骨的有机物质含量比例较高。此时的骨尽管硬度并不高，但具有很高的弹性。当受到暴力作用时，良好的弹性使得骨不易发生完全性的断裂。所以，儿童在受伤导致骨折时，骨经常会像嫩树枝一样弯曲变形但并不完全折断，因此有了"青枝骨折"的概念。这种情况最容易出现在手腕和前臂，有时"青枝骨折"的影像需要有一定读片经验的专科医师才能在第一时间被诊断。

随着年龄增长，骨的无机质含量不断上升，有机质含量逐渐下降。这种变化造成骨的物理性能逐渐改变。到了中年时期，骨的无机质和有机质含量达到了最为理想的比例。此时的骨具有最佳的硬度和弹性，表现出最好的强度。

老年后，骨的无机物质比例超过了有机物质，并且两者的绝对含量均不断下降。这种变化使得骨不仅硬度明显下降，弹性也明显下降，骨的整体强度亦随之下降。因此骨变得既"松"又"脆"，甚至在轻微的外力作用下，就很容易被折断。

可见，骨骼随着老化和退变朝着"松脆"的方向改变，是因为骨的结构特点、所含物质和比例以及相应的物理性能特点共同造成的结果。

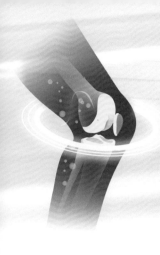

3 骨的细胞大家庭

作为运动系统的器官,骨和人体其他器官组织一样,都由基本的细胞组成。骨和人体一样经历着持续的新陈代谢,这一过程也具有高度协调性。骨细胞在维持骨新陈代谢的稳态、确保骨结构和功能的完整中发挥着重要作用。骨有哪些细胞,长啥样,有什么样的特点,你知道吗? 这就是今天的主题:骨的细胞大家庭。

骨的细胞有好几种:骨原细胞、骨细胞、成骨细胞、破骨细胞。它们就像一个大家庭,共同生活在骨组织中,行使着各自的职责,发挥着各自的功能,共同维持着骨新陈代谢的稳定。

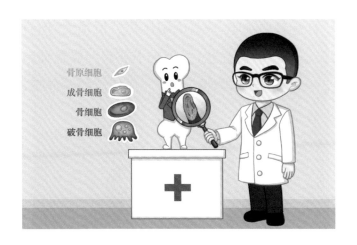

骨原细胞是这个家庭中最年幼的成员。它就像刚出生不久的宝宝，体积小，像个小梭子，然而潜力却很大，十分有活力。随着生长发育，它可以分化为成骨细胞。

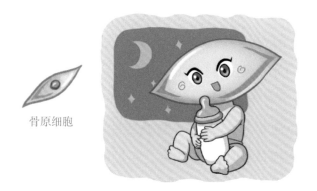

骨原细胞

成骨细胞好比茁壮成长的少年。它由骨原细胞分化而来。比起骨原细胞,成骨细胞体积有所增大,但身材却并不那么高大,呈矮柱状,并带有小突起。成骨细胞的细胞质呈嗜碱性,富含碱性磷酸酶。在适宜的条件下,它将分化为骨细胞。

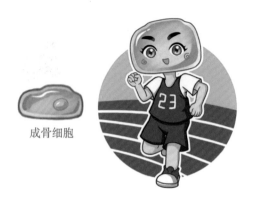

成骨细胞

　　骨细胞如同成熟的成年人,是骨的细胞家庭的中流砥柱,也是成熟骨组织中的主要细胞。骨细胞由成骨细胞转化而来。它身材扁圆,胞体呈类圆形或梭形,颜色深,表面还有很多突起。骨细胞的细胞质呈嗜碱性,在染色中颜色通常呈深色。骨细胞是骨骼中最主要的成分,占骨骼细胞总数的 90% 以上。它们能够感受到来自外界的应力,并将应力的刺激转化为相应的信号并转导至细胞内,并产生进一步的效应,影响其他细胞的功能。

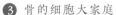
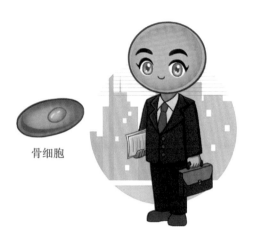

骨细胞

最后一类细胞则与前 3 种细胞似乎有些格格不入，被称作破骨细胞。从"破骨"这个名称上看很有些"来者不善"。破骨细胞起源于骨髓单核细胞，是一种嗜酸性的细胞，它体积很大，特点是有很多个细胞核。它可释放多

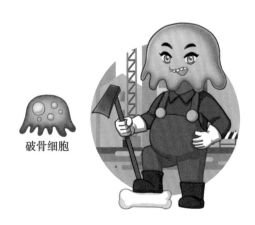

破骨细胞

种酶和乳酸,溶解骨组织。破骨细胞的数量远比起前面几类"家庭成员"少,其行为特点似乎带有"破坏"性,容易给人一种不太受欢迎的感觉。

实际上,破骨细胞并非只"破坏"骨组织。这是因为骨组织结构的稳定受到两种作用的调节,其一是骨形成,即成骨细胞的功能,另一则是骨吸收,即破骨细胞的功能。正常情况下,骨形成和骨吸收两种作用处于平衡状态,即新骨产生的速率和旧骨被清除的速率基本相当,骨的新陈代谢被维持在稳定的状态中。然而,在疾病或损伤的情况下,只要成骨细胞或破骨细胞的功能出现了异常,这种平衡将被打破。破骨细胞过度活跃,则会造成骨吸收过度,引起骨质疏松等常见的骨代谢疾病;而破骨细胞过度抑制,则又会造成骨形成过度,引起骨石症等疾病。

可见,骨的细胞大家庭中各个成员的功能状态处于一种动态平衡的状态,维持着骨结构和代谢的稳定。这一平衡状态的改变与骨质疏松的发病有着密切的关系。

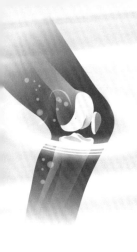

4 骨的细胞们每天都在做什么？

我们已经了解了骨都由哪些细胞构成,那么这些细胞每天都在做什么呢?

作为人体骨骼中最主要的细胞成分,骨细胞生活在骨基质中。骨基质中有很多温暖的"小窝",为骨细胞提供丰富的营养物质,其在医学上被称为骨陷窝。

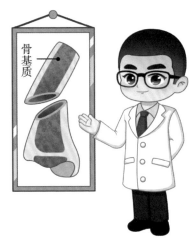

骨基质

骨细胞每天的活动丰富多彩。首先,它会各种"表白",确切地说应该是"表达各种蛋白",比如碱性磷酸酶、骨钙素、骨桥蛋白等。骨细胞表达的这些蛋白可以作为检测骨细胞功能和活性的标志物。其次,它擅长感应和传导应力。在外界的应力刺激下,骨基质中产生液体流动的改变,这种改变会被骨细胞感受到,转化成化学信号,影响细胞的功能。再者,骨细胞还是个指挥官,它和成骨细胞、破骨细胞均有着密切的关系,并能够通过多种细胞行为调节它们的功能,从而调节骨代谢。此外,骨细胞具有内分泌功能,它能像内分泌细胞一样发出调节脏器功能的信号,甚至还能产生激素样的物质。

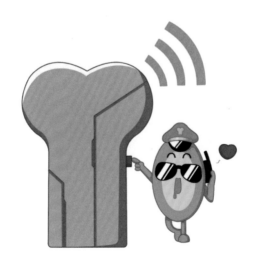

成骨细胞来源于骨髓间充质干细胞，它们和骨细胞可以说"亲如兄弟"，对骨细胞十分关爱。成骨细胞通常整齐地排列于成熟骨组织的表面，在适当的时候，能够分化为骨细胞，从而起到补充并修复的作用。同时，成骨细胞也是促进骨细胞形成的主要功能细胞。成骨细胞每天最主要的事情是合成、分泌骨基质，并参加骨矿化。因此，它们平常就像骨的建筑工，维护和重建骨的结构是它们主要的工作。实际上除此之外，成骨细胞还有更为重要的能力，它们能够通过多种直接或间接的通信方式"侦查"破骨细胞的一举一动。这种"侦查"的主要目的是维护骨的形成和吸收的动态平衡，从而保持骨的健康稳态。

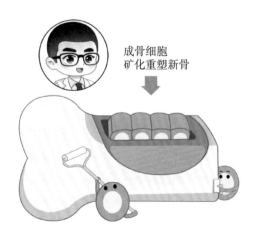

成骨细胞
矿化重塑新骨

作为"小字辈"，骨原细胞主要生活在血供丰富的骨膜中。它们年幼雏萌，与成熟的骨细胞相比，显得安静多了。实际上，尽管它们不如其他骨的细胞家庭成员活跃，可也不能小瞧。它的能力赶得上干细胞——一种可以"百变"的潜能细胞。它们犹如新生的幼儿，像一张白纸，没有受到过任何外界影响，具有强大的可塑性。骨原细胞可以分化为成骨细胞，进一步成为骨细胞的后备军。

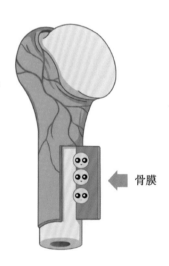

骨膜

破骨细胞则主要生活于骨小梁和骨皮质的内表面，它的前身源于骨髓的单核细胞。在一些特定的细胞因子的"驱使"下，它们由前身分化成为破骨细胞。破骨细胞对骨组织似乎不太友善。它的体积比骨细胞、成骨细胞、骨原细胞要大很多，通常有多个细胞核。它和成骨细胞之间始终处于动态的平衡中。一旦破骨细胞数量多了或是功能活跃了，成骨细胞就会变少。当然，成骨细胞也会团结起来共同对抗破骨细胞。所以，破骨细胞和成骨细胞之间保持相互制约、相互调节的关系，共同维持着骨组织的稳定。最终，随着人体的衰老，破骨细胞往往会逐渐获得上风。它与骨质疏松的发病有着密切的关联。

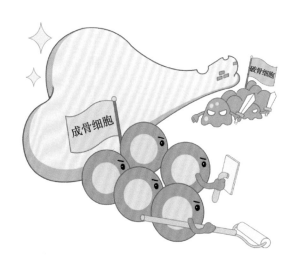

　　骨的这些细胞在骨的整体功能正常的时候都能够各司其职、各自安好，但在衰老、环境改变、遭遇损伤等异常情况下，它们就会陷入混乱中，各自无法发挥正常的功能，最终导致骨疾病的发生。

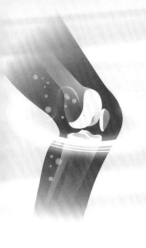

5 骨细胞的衰老和死亡

生老病死是自然规律，骨细胞也逃脱不了。骨细胞和生命一样，也有着持续的新陈代谢，当它们到了一定的时间，也会和其他生命体一样，逐渐走向衰老和死亡。

和人一样，骨细胞的衰老和死亡从它体内的"脏器"——细胞器受损开始。细胞与人体一样，体内也有多种功能不同的器官，比如线粒体、内质网、高尔基体等。假如把一个骨细胞看作是一个独立的生命体，那么细胞器就如同它的器官，发挥着各种重要功能，维持着骨细胞的生命。随着新陈代谢的不断进行，骨细胞也会像人体一样渐渐衰老，并开始出现器官功能的下降。当细胞器出现损害时,保证骨细胞生命的重要功能便无法发挥。此时,骨细胞就会启动进入死亡的程序:细胞凋亡程序。

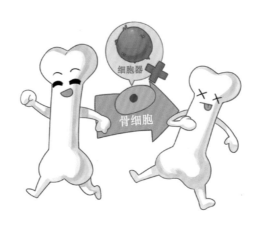

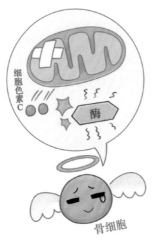

线粒体是这一启动环节最常见的细胞器。线粒体又称为细胞的"动力车间",是细胞的能量代谢中心。对于骨细胞而言,线粒体是十分重要的细胞器。它好比骨细胞的呼吸系统,为维持骨细胞的生命功能提供必不可少的能量供给。在衰老以及一些不利环境的影响下,线粒体会受到损伤而失去正常功能,这相当于使骨细胞的"呼吸功能"受损。损伤的线粒体进而会释放出特定的"毒素"到细胞体内,而这些"毒素"则会进一步激活某些特定的酶,导致细胞内的重要结构被分解,最终骨细胞裂解为没有生命的凋亡小体,并最终被清除。这个过程即骨细胞的凋亡过程。

哪些不利因素会启动骨细胞的凋亡程序呢?

首先是低氧环境。作为能量代谢细胞器,线粒体的功能有赖于充足的氧供给。正常情况下,机体摄入的氧绝大部分供给线粒体,保证其正常功能执行。而在低氧环境下,细胞会感受到缺氧产生的应激。这种应激能够使线粒体膜的通透性改变,并导致其内膜损伤,产生过量的氧自由基,而过量的氧自由基则具有细胞毒性作用。

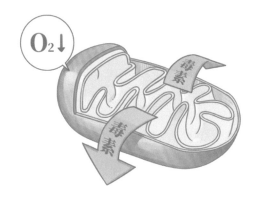

其次是不恰当的应力刺激。适当的应力能够维持骨细胞数量的稳定。当骨骼没有应力刺激时，骨细胞凋亡会明显增加。然而，当应力超过了骨细胞的承受能力时，又将使它发生损伤、缺氧，从而又造成凋亡增加。

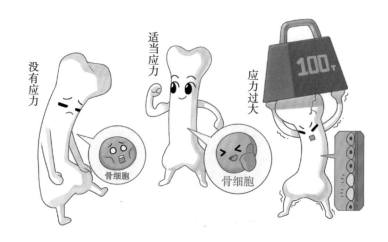

此外，雌激素缺乏、糖皮质激素的过量使用等因素也能够导致骨细胞的凋亡。雌激素主要由卵巢分泌，是一种性激素，同时也是维持骨细胞生存的重要物质。动物实验表明，切除卵巢的实验动物骨细胞凋亡的数量明显增加。雌激素分泌不足与骨质疏松的发病密切相关，处于围绝经期的更年期女性通常都面临着体内雌激素下降的问题，因此比男性中老年患者更容易出现骨质疏松。

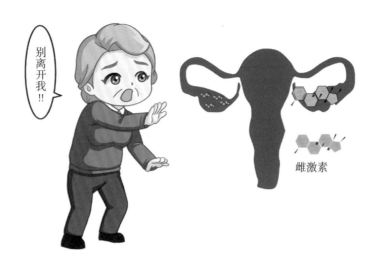

糖皮质激素则为人体肾上腺皮质分泌的一种重要物质,对人体的生长、发育、代谢、免疫功能发挥着广泛而又复杂的调节作用。在一些特定情况下,我们需要将糖皮质激素应用于疾病的治疗,抑制炎症反应是它最强大的作用,也即通常我们所说的抗炎。然而,糖皮质激素能够直接刺激骨细胞及成骨细胞的凋亡。长期应用糖皮质激素的患者,骨细胞凋亡的现象会更明显,也会因此增加骨折风险。

骨细胞的生存、衰老和死亡都对骨骼功能的维持具有非常重要的意义。骨细胞的凋亡过程对清除异常细胞、维持骨的稳态发挥着重要的作用。

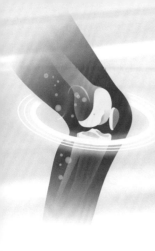

6 骨的密度

我们都知道,密度是反映单位体积中物体质量大小的单位。相同体积的一个物体,密度越大,它就越重。同样,骨也有密度,我们称之为骨密度。下面就和大家聊聊骨密度这一话题。

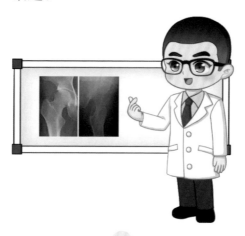

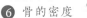

　　骨密度的全称是骨骼矿物质密度,通常以克每平方厘米表示。它是骨骼强度的一个重要指标。骨密度越大,表明骨量越充足,骨质越好,骨强度越高。骨密度是临床上评判是否存在骨质疏松的重要量化标准。

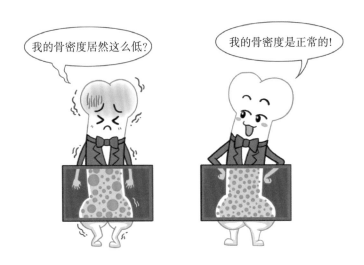

　　怎样检查评估一个人的骨密度?

　　在医学史上有过很多种方法。早在 20 世纪 60 年代,医生就开始通过观察和测量 X 线片上骨的直径和长度来评价骨的质量。大腿骨、脚跟骨、腰椎骨等多个部位的 X 线影像都可用于测量、评估。

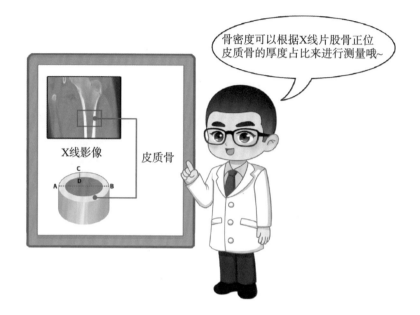

随着医学科技进步，定量 CT、超声等一系列方法都逐渐被用于测定骨密度。当前使用最广泛的一种是双能 X 线吸收法，它也是目前最方便的检测骨密度的方法。

"双能 X 线"是什么样的一个检测？它的过程是一种怎样的体验？需要多少时间？贵不贵？这些都是很多中老年人常见的疑问。

双能 X 线检测仪就像一个迷你版的 X 线拍片机。它的体积比通常的 X 线拍片机小。它能够产生两种存在能量差异的 X 线，分析被检测部位骨组织的密度。

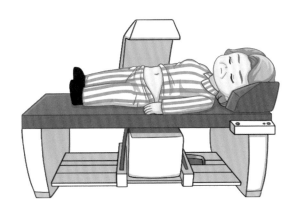

　　检测的过程很安静,几乎无噪音。人头朝上平躺在床上,仪器会自行对脊柱、髋关节进行扫描。只需两三分钟,检测便完成了。尽管有一定的辐射,但剂量十分小,一次检测对人体的影响微小,费用也不高。

　　随着检测的结束,结果也随即被计算机分析得出。在医院人流量不大的时候,半小时便能获得检测报告。

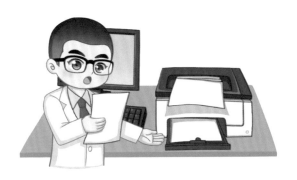

当一张骨密度报告单拿在手中时，上面显示的结果和数字怎样解读呢？这也是患者经常问医生的问题。事实上，一张规范的骨密度测量诊断报告在骨骼健康诊疗工作中具有重要的参考价值，非医学人士学会解读骨密度报告的含义也不无裨益。

那么，一张骨密度的检测报告具体包括哪些内容呢？

首先，是检测部位的具体影像。目前，通常情况下双能 X 线吸收仪选定人体两个部位进行扫描，即腰椎和股骨近端（包括股骨头、股骨颈两个区域）。这两个部位的扫描图像通常会体现在报告中，但具体的图像分析是在电子计算机软件中完成运算的，纸质版的图像并不便于肉眼观察其具体特点，因此它更多的是给我们提示检查的部位。

其次，是骨密度测量数值结果。一份完整的骨密度报告包括 5 项数值结果，分别为：面积、骨矿含量、骨密度绝对值、Z 值和 T 值，这 5 项数值是骨密度报告的核心结果。

骨密度绝对值是反映骨密度的真实数值，如前所述，以克每平方厘米（g/cm^2）表示。在骨密度报告中，骨密度绝对值通常保留小数点后三位。它的意义即单位面积内的骨矿含量,这很好理解。

Z值和T值又分别代表什么含义呢?这得从骨密度的参照标准说起。我们现在已经知道,个体经过骨密度测量后能够得到一个绝对值结果,那么怎样通过这个绝对值来判定该个体是否为骨质疏松人群呢?这就需要将该绝对值与同性别、同年龄的人群以及同性别、年轻的人群进行比较。Z值和T值就代表了这一比较过程中的统计学结果。

具体而言,Z值代表被测量个体的骨密度与同性别、同龄人之间的差别;T值代表被测量个体的骨密度与同性别、年轻人之间的差别。从它们的含义可以看出,Z值代表的是被测个体在同龄人群中的骨密度所处的范围,所以Z值高或低只能表明被测个体在该年龄段的同性别人群中骨密度属于偏高者抑或偏低者,所以它并不能完全评价一个人的骨质。因此,临床上更多参考T值的结果。

目前采用T值诊断骨质疏松已被世界卫生组织等多个医学机构接受。当前的诊断标准为:T值大于-1.0时为正常,没有骨量丢失;T值在-1.0与-2.5之间时,可被诊断为骨量低,这类人群具有骨质疏松的风险;T值小于－2.5时可被诊断为骨质疏松。

　　了解骨密度的检查评估方法并学会解读骨密度报告，能够使我们更及时地知道自己的骨质状况，及早发现骨骼健康的变化，提高早期防范意识。

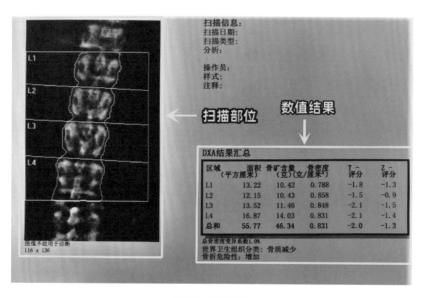

骨密度检测报告

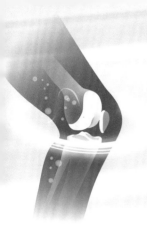

7 怎样发现骨头正在变"松脆"?

骨质疏松是一种静悄悄的病，早期往往没有症状，所以起病非常隐匿，难以察觉。在疾病的初期，身体并无特殊不适，仅会出现某些激素水平或血清指标的变化。病程在不知不觉中缓慢地进展，直至某天突然不经意间发生了脆性骨折，这时骨头已经"松脆"到了很严重的程度。很多患者感慨，自己平时都不知道有骨质疏松。骨质疏松的这个特点使得许多患者未能

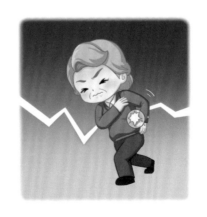

做到及时发现和早期防治。所以，本节的主题是：怎样发现骨头正在变"松脆"？

（1）年龄超过50岁，尤其是女性，就要开始注意这个问题。雌激素水平下降是骨质疏松的重要原因之一。正因如此，女性更容易出现骨质疏松症。据我国骨质疏松防治委员会2009年发布的白皮书披露，我国当时即已有约6944万骨质疏松症患者，其中女性患者为5410万，明显多于男性患者（1534万），男女比例约为1∶3.5。

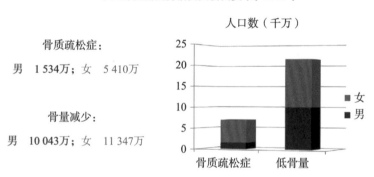

中国骨质疏松防治委员会白皮书，2009年

人口数（千万）

骨质疏松症：

男　1 534万；女　5 410万

骨量减少：

男　10 043万；女　11 347万

■女
■男

骨质疏松症　　低骨量

（2）要密切注意身体出现的早期征兆。疼痛是有预警意义的重要早期信号之一，尤其身体负重部位的疼痛不适，往往与骨骼与运动系统的病损有关。骨质疏松症最早出现疼痛的常见部位是胸、腰、背部，这种疼痛颇具特点，为一种范围广泛的、难以准确定位的、说不清楚的弥漫性疼痛，通俗点说就是"腰酸背痛"。

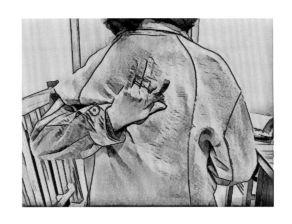

腰背痛的主要原因是脊柱强度下降，造成脊柱小关节与附着于其上的腰背肌、韧带、筋膜过度负荷，导致疲

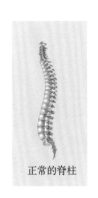

正常的脊柱

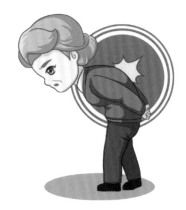

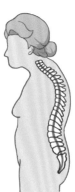

劳性损耗，产生慢性炎症。造成这一系列问题的根本原因则是骨质疏松引起脊柱整体的机械强度下降，难以像年轻时、骨量正常情况下那样承载上半身的重量。

后背的形态改变是另一个有着重要预示意义的早期信号。人到老年，经常会出现"个头缩水"的现象。这同样和脊柱骨的强度下降密切相关。人在年轻时，脊柱关节坚固，附着其上的肌肉、韧带有力，所以背脊笔直，英姿挺拔。中老年后，随着脊柱骨质逐渐下降，在人体轴向应力的持续作用下，脊柱骨开始渐渐地弯曲，肌肉、韧带也不如年轻时有力，故而出现弯腰驼背的体态。驼背是脊柱后凸畸形所造成的外观，而脊柱后凸畸形的重要原因之一就是骨质疏松症。

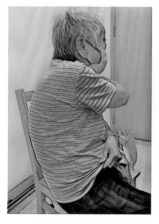
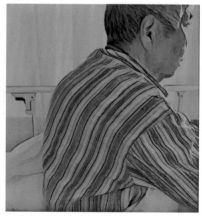

（3）注意自己的生活方式。良好的作息习惯和充足的运动都能够使得人体的内分泌功能和新陈代谢稳定、有效地运转，为骨骼健康所必需。而长期久坐工作、缺乏运动、日晒不足、疲劳熬夜、吸烟、酗酒等生活方式，都是骨质疏松的高危因素。存在这些情况则需要格外警惕自己身体发出的异常信号。

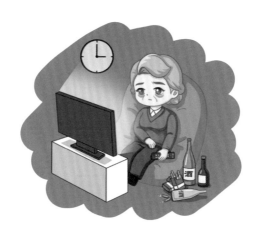

（4）注意自己平时应用的药物。某些药物会引起骨质疏松，比如激素类药物。激素是一类免疫抑制剂，患有免疫系统疾病如类风湿性关节炎、强直性脊柱炎、系统性红斑狼疮等的人群，往往需要长期应用激素治疗。而长期应用激素者骨质疏松的风险将明显升高。

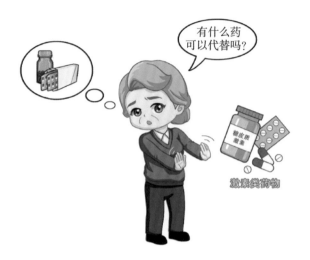

（5）养成定期到医院进行综合体检的习惯，尤其年纪到了 50 岁以后。从骨密度检查、骨代谢化验等体检报

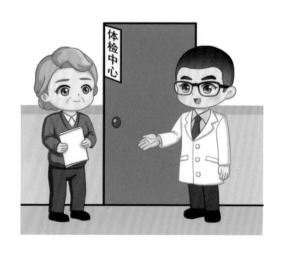

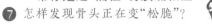
告中可发现骨质疏松的早期变化,并可到内分泌科、骨科、疼痛科等多个科室咨询医生。

总之,骨头变"松脆"并非一两日的事情,早期发现骨的变化需要密切关注自己的年龄、性别、身体信号、工作和生活方式、健康状况等方方面面的细节。

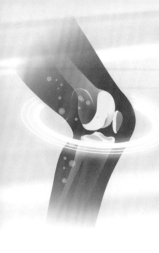

8 怎样发现我的骨细胞正在衰老?

在前面的科普内容中我们已经知道,骨细胞是骨骼中最主要的组成细胞,它有表达各种蛋白、感应和传导应力、分泌激素样物质、调节骨的代谢等多种功能。骨细胞的正常代谢为骨骼健康所必需。骨细胞与人体一样,也会经历衰老和死亡。当骨细胞衰老后,它的这些相关功能也会下降,会影响到骨骼的性能。那么,怎样才能及早地发现骨细胞的衰老呢?

想必大家都能理解,我们如果想了解自己的身体状况,通常需要借助一系列检验、检查来观察、评估。在人体衰老的过程中,因为脏器功能的下降,某些特定的检验、检查指标会发生变化,预示着器官的退化。

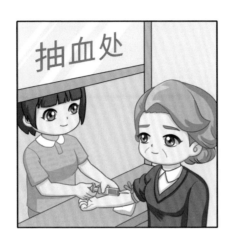

　　骨细胞同样如此。当骨细胞正在衰老时,反映它细胞功能的一些指标会发生变化。医学上有没有方法可以帮助检测骨细胞的功能是否正常呢？有。通过检测血、尿中骨代谢生化指标水平,可以了解骨组织新陈代谢的情况,从而对骨细胞的功能状态做出评价。

　　骨代谢生化指标具体都是些什么物质呢？它们来源于骨、软骨、软组织、皮肤、肝、肾、小肠、血液及内分泌腺体等多处,从广义的分类上看,包括酶、激素、胶原蛋白代谢产物等物质。

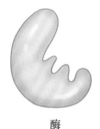

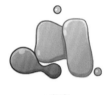

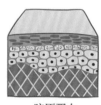

酶　　　　　　激素　　　　　　　　胶原蛋白
　　　　　　　　　　　　　　　　　　代谢产物

具体来说,主要可分为以下四类。

第一类是钙、磷代谢调节物,它们对维持骨中无机物质的含量有着重要的意义,包括甲状旁腺激素、降钙素、维生素 D。甲状旁腺激素由甲状旁腺主细胞分泌,它能够调节人体的钙、磷代谢,使骨组织中的钙释放到血液中,使血钙升高。降钙素则是参与骨钙代谢的一类重要激素,主要来源于甲状腺。降钙素的作用和甲状旁腺激素恰好相反,它能够阻止钙从骨组织中迁移入血。维生素 D 则是人体吸收钙的重要辅助激素。这类指标异常预示着骨存在潜在的无机物质丢失和缺乏的可能。

第二类是骨形成标志物,它们反映的是成骨细胞分化、修复并重塑新骨的活力,或者理解为新骨形成的能

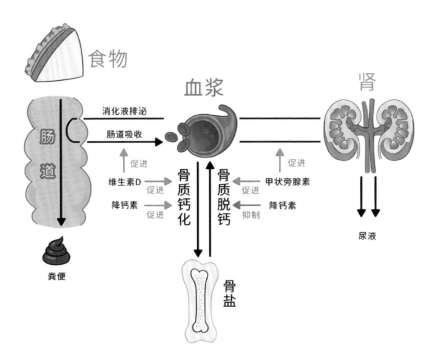

力。这种能力能够抵抗破骨细胞的骨吸收作用，从而保证骨组织在新陈代谢过程中始终能够有新骨组织不断地沉积，补充了被破骨细胞清除吸收的死骨，最终维持正常的骨量。骨形成标志物具体包括：骨特异性碱性磷酸酶、骨钙素、Ⅰ型前胶原 C 端前肽/N 端前肽、骨保护素等。这类指标异常往往表明骨修复、重建、再生形成新骨的能力下降，预示着骨质疏松的风险。

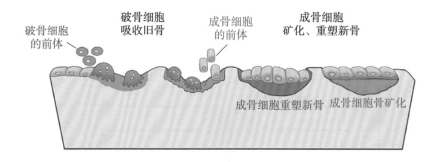

破骨细胞
的前体

破骨细胞
吸收旧骨

成骨细胞
的前体

成骨细胞
矿化、重塑新骨

成骨细胞重塑新骨　成骨细胞骨矿化

　　第三类是骨吸收标志物，它们反映了破骨细胞的活跃度。我们已经知道破骨细胞的主要功能是吸收死骨和旧骨。在正常的生理状态下，破骨细胞发挥的是清除无活性骨组织的功能，而这种功能也是正常骨代谢所需要的。然而，在一些病理状态下，破骨细胞的活跃度会被过度激发。过度活跃的破骨细胞就会造成骨吸收明显加快，此时它的行为就由清除死骨的有益行为变成了破坏正常骨组织的侵袭行为。反映破骨细胞活跃度的具体指标包括：抗酒石酸酸性磷酸酶、I 型胶原交联 C 端肽、I 型胶原交联 N 端肽、尿吡啶啉、尿脱氧吡啶啉。在骨的正常代谢过程中，骨形成和骨吸收是相对平衡的关系。在骨细胞衰老、骨代谢异常时，骨吸收指标可能会出现异常，预示骨量丢失增加的趋势。

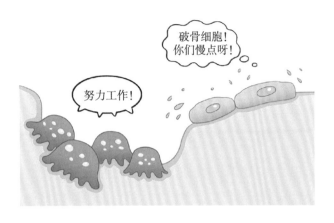

第四类是激素和生长因子，它们在骨细胞的分化增殖和代谢过程中起着重要的调节作用。具体包括：生长激素、雌激素、睾酮、白介素-1、白介素-6、转化生长因子β、肿瘤坏死因子、胰岛素样生长因子等。这些物质在骨细胞出现衰老、死亡时，也能够被检测出一些特定的变化。

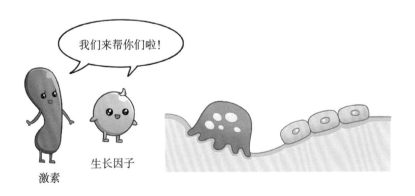

想要知道自己的骨细胞有没有衰老，通过上述骨代谢指标的化验结果，就能够从一定程度上得到早期的反映。在医院的门诊，通过抽血化验，就能够得到相关的结果，非常便利，而且也不昂贵。在拿到检验结果后，可在内分泌科、骨科、疼痛科等多个科室的专科医生那里进一步就诊，结合自身情况具体解读相应的报告数值，获取相关的治疗或建议。

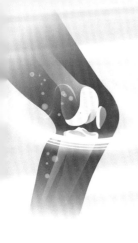

9 骨头的松脆非一两日之变

俗话说，冰冻三尺非一日之寒。用这句话来形容骨

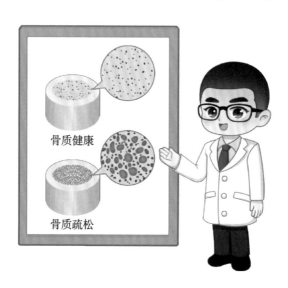

骨质健康

骨质疏松

质疏松症的发病过程也很贴切。骨骼从年轻时期的坚固密实到老年时期的疏松脆弱，这个过程并非一两天的事情。

骨质疏松包含一个漫长的病程，分为几个时期，可达十余年乃至数十年之久。而且，各个时期之间并没有很明显的时间界限，往往在不知不觉中逐步进展。所以现在也有人把骨质疏松称为"静悄悄的疾病"。如果一定要区分各个病程时期的话，可以大致将其分为疾病的早期（或称为无症状期）、慢性疼痛期（症状期）和后期（脆性骨折期）。

骨质疏松症的早期基本上是无症状的。这一时期究竟会出现在什么年龄段，在不同的人群中不一样，在不同性别的人群中也不一样。造成这种差异的因素包括性别、生活习惯、职业特点、劳动强度、身体素质等。其中的共性在于，人到中年后，身体内的神经和内分泌系统出现变化，并开始直接或间接地影响骨的代谢。随着骨代谢的缓慢改变，骨质疏松就已经静悄悄地进入了最早期的阶段。这一时期内我们通常并不能察觉身体出现了什么异常，所以非常隐匿。

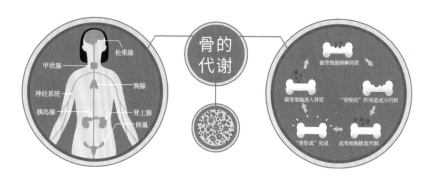

　　随着病程缓慢进展,骨质疏松的症状开始渐渐显露。疼痛是骨质疏松症最早出现的临床表现,也是骨质疏松症整个病程中最突出的临床问题。骨质疏松性疼痛的特

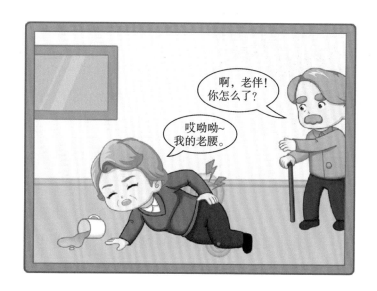

点是广泛、弥漫性的慢性疼痛，最早出现的部位以腰背部多见，四肢关节也会累及。反复的慢性疼痛是这一时期的主要特点，可持续数年至数十年，是骨质疏松症最长的疾病阶段。我们不妨将这个时期的骨质疏松称为"痛性骨质疏松症"。很多患者在这个时期内往往重视度不够，错过了较佳的治疗时机。

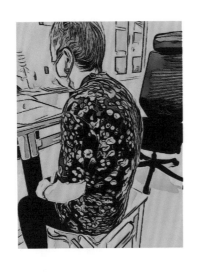

痛性骨质疏松症会伴随一些身体形态的畸形。最典型的畸形便是脊柱后凸畸形，俗称"驼背"。驼背的体态会越来越严重，身高也会越来越"缩水"。

除外脊柱的畸形外，四肢关节的肿大、轮廓变形也是常见的表现。这些表现的出现表明骨质疏松的病程已进入了中后期。在这一时期内，疼痛和失能对患者造成极大的危害，长期的疼痛和失能还会进一步造成睡眠障碍、情绪障碍、抑郁等心理问题，是威胁患者生活质量的核心问题。

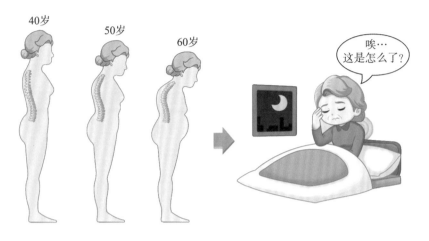

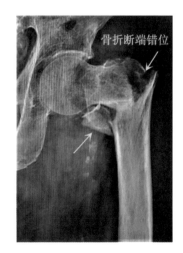

当骨质疏松症进入了晚期，患者面临着脆性骨折的风险。所谓"脆性骨折"，顾名思义，就是因为骨头质地很脆，所以在很小的外力下就造成的骨折。胸腰椎、髋部、肩部、手腕等部位是最常见的发病部位，尤其以胸、腰椎和髋部骨折对生命造成的威胁最大。

骨折断端错位

老年髋部骨折X线片影像

我们可能经常听说老年人"胯骨骨折"，其实就是医学上所说的"老年髋部骨折"。

老年髋部骨折是危害力较大的一种脆性骨折。很多高龄老年人不慎发生胯骨骨折之后半年到一年就去世了。髋骨骨折很难预防，从理论上说，防止跌倒是最关键的防范措施。然而，高龄老年人的全身器官功能都在退化，神经系统也在日益衰退，往往存在头脑反应迟钝、四肢无力、走路不稳等问题，因此"防止跌倒"真正做起来非常困难。而骨质疏松则进一步增加了高龄老年人因痛失能、因骨质松脆而摔倒骨折的风险。

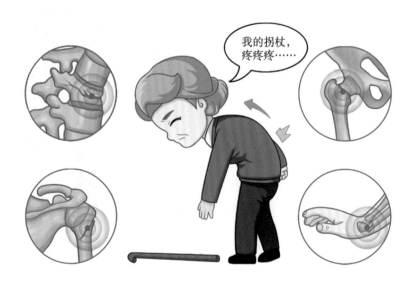

可见,骨头变松脆,并非一两日之变,而是在骨质疏松症漫长的病程中,日积月累,逐步进展而致。所以我们要提高认识,争取做到"早发现、早治疗"。

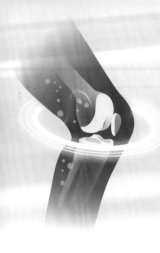

10 骨头变松脆后为什么会痛？

通常我们会认为骨质疏松症最主要的后果是容易发生骨折。实际上，疼痛才是骨质疏松症带来的首要问题。全世界有千百万老年人遭受着骨痛的困扰。在骨质疏松症漫长的病程中，出现脆性骨折之前，疼痛扮演着最主要的角色。那么，这种因为骨头变松脆而产生的骨痛究竟是从哪里来的呢？

疼痛是骨质疏松症最早出现的症状，有人也把它俗称为"骨痛"。骨质疏松性疼痛是一种很特别的疼痛，它不同于因身体某个部位遭受损伤或出现急性炎症而产生的疼痛，因此具体表现多样化，患者对这种疼痛的描述也存在差异化。从医学角度看，"骨痛"是由多个因素综合作用的结果，涉及错综复杂的机制。

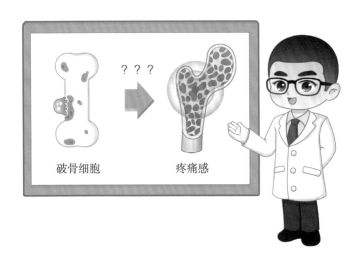

"骨痛"的产生，究竟包括哪些因素和机制呢？

其一是力学因素。力是人体在直立行走、完成各类物品工具携带、实现多种生理功能和社会职能的过程中必不可少的物理作用。骨骼、肌肉、韧带与它们之间的复杂连接共同组成的运动系统在这一过程中发挥着至关重要的负载和传递功能。骨骼是运动系统的重要组件，较肌肉、韧带、筋膜等软组织结构有着更高的刚度和硬度，在正常情况下，它能够承受足够大的一部分应力。然而，骨质疏松症者骨量持续地丢失，骨的物理强度也因此而下降,故而不能承受正常的力学负载。老年驼背、身高"缩水"、脊柱变形等常见的体态变化均为这一问题的具体体现。力学因素导致的"骨痛"具体的产生机制主要包括:一方面,骨质疏松症患者的骨骼即便在承受正常大小的应力时,因为骨强度明显下降,相当于承受的负载过大,分布于骨组织中的神经末梢感受到过大应力的刺激,将通过一系列生物化学机制产生疼痛信号;另一方面,附着于骨骼上的肌肉、筋膜、韧带也会随即出现应力失衡、疲劳损耗加快等情况,这些情况都会引起局部不断地产生炎性物质并渐渐堆积,引起疼痛。

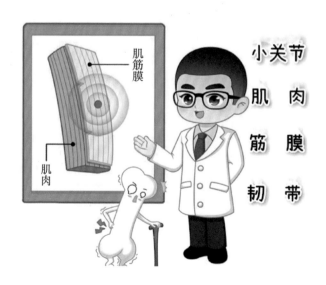

其二是神经的因素。和皮肤、肌肉一样，骨骼的表面和内部均有丰富的神经细胞分布，这些神经细胞会支配骨的运动和感觉，痛觉则属于感觉的一种具体表现。神经细胞分布越密集，痛觉的传导也就越明显，大脑感受到疼痛的信号也就越强。我们通常都有体验，当我们的皮肤组织被利器划伤且损伤到达真皮层时，痛觉是最敏锐的，这是因为真皮层具有丰富的神经末梢。在骨骼中也是同样的道理。年老后，骨组织会出现一种特殊的变化，即骨细胞的含量变少了，而神经细胞的数量并不减少。因此，骨组织中神经细胞的相对比例反而随着年龄的增长而变大，于是骨组织对痛觉也更加敏感。这就会表现

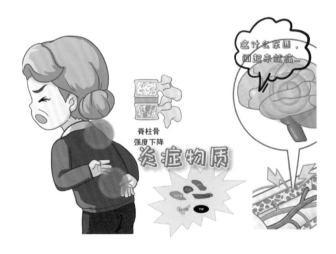

为,原本在年轻时不会出现疼痛不适的负荷到了年老时就会造成骨痛。除此之外,随着年龄增长,大脑中枢对传入的痛觉信号会逐渐放大,从而使原先无痛的骨逐渐变成疼痛的骨。

其三是细胞的因素。到了老年,因为内分泌、环境、机体衰老等多个原因,骨组织中的"破坏分子"——破骨细胞会越来越活跃,导致局部微环境酸化。酸性微环境易致一些特定的疼痛受体和离子通道兴奋,产生疼痛。此外,衰老的骨组织更容易释放某些细胞因子,它们容易进一步促进炎症物质的堆积,其中包含有一些介导疼痛的物质。

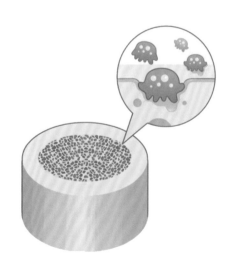

其四，"骨痛"的产生还包括一定的心理因素。疼痛实际上是一种主观的情绪体验，尽管大多数疼痛都有客观存在或潜在的器官或组织的病损，但不可否认它含有主观的成分。研究证实，注意力集中在某一兴趣上、积极的情绪均可降低疼痛的感受与传导。当我们对某件事情感到兴致盎然、乐此不疲时，身体某个部位的轻度疼痛甚至可能被忽略。这种现象也可以解释某些疼痛为何到了夜间会变得更加明显，因为此时人的大脑往往缺少周围事物的吸引，从而更容易关注到身体某个部位的不适。骨质疏松症的患者多为老年患者，他们恰恰容易缺乏乐趣，并常常伴有消极情绪，因此疼痛的主观心理往往会被一定程度地放大。

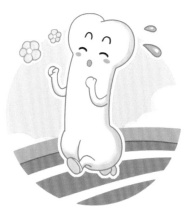
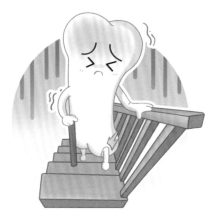

总之，骨质疏松症本身就会产生疼痛。现在，我们了解了它的一些原因和机制，不妨可以把这种疼痛成为"骨质疏松性疼痛"。

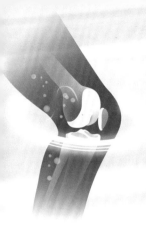

11 怎样确诊骨质疏松症?

在医学上,每种疾病的诊断都有严格的流程,需基于一定的公认标准,从发病过程、症状、客观的检查检验指标中的一个或多个方面获得充分的证据,才能最终确诊。那么,骨质疏松症怎样确诊呢?

骨质疏松症可基于以下几个方面的表现来确诊。

(1)基于骨密度检查结果。骨密度检查是目前骨质疏松症最主要的诊断依据。现今应用最为广泛的是双能吸收 X 线骨密度测量法。该测量法通常针对腰椎的椎体和股骨的近端(包括股骨头、股骨颈两个区域)进行骨密度测定。这项检查不仅将得到上述几个部位骨密度的绝对值、骨矿含量,还能得到代表被测量个体与同性别、同龄人之间骨密度差别的 Z 值，与同性别、年轻人之间骨密度差别的 T 值。其中，T 值是用于判定骨量的标准。T值≤－2.5，可确诊骨质疏松症。

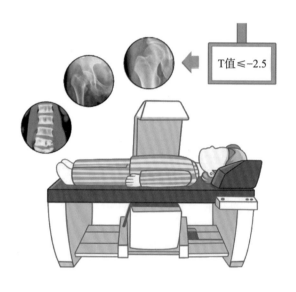

（2）基于临床表现。有的患者骨密度检测会出现各具体部位的 T 值并不全部在－2.5 以下，但却有脆性骨折病史。对此医学界已达成共识，发生过脆性骨折可直接诊断为骨质疏松症。所以，在 60 岁以上有过脊柱压缩性骨折、髋部骨折、手腕或肩部骨折历史的老年人，即可以不依赖骨密度结果而直接确诊骨质疏松症。疼痛是另

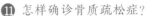

一个能够为骨质疏松症的诊断提供依据的临床表现。老百姓通常习惯向医生描述为"骨痛"。在前面的内容中我们已经认识到，疼痛是骨质疏松症漫长病程中最首先出现也是最首要的症状，这种疼痛最常见的部位是腰背部，最典型的特点是整个背部弥漫性、说不清楚的一种钝痛。当然，对于有这样描述的患者，医学上还要结合其年龄、性别，并仔细评估和排除创伤和某些特殊的疾病，经过严密的诊断流程，才能最终确诊为骨质疏松症。

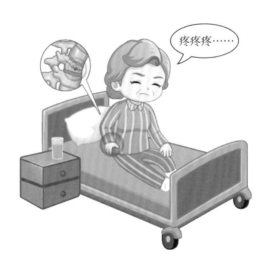

（3）某些部位的 X 线影像也可作为评判骨密度的依据。在医学史上曾经有过很多学者提出过这方面的经典

测量方法。比如，根据股骨正位 X 线片皮质骨的厚度所占的比例、腰椎侧位 X 线片椎体以及骨盆正位 X 线片股骨颈处的骨小梁疏密度和分布特点、根据跟骨骨小梁的疏密度和分布特点进行骨密度评定。

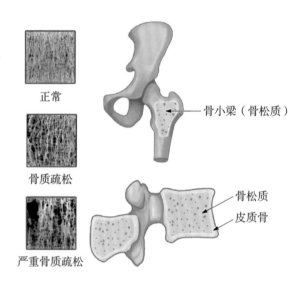

需注意的是，这类方法较为专业，需要有经验的专科医师通过仔细的影像学观测来进行诊断。此外，身体某些特定检验指标也可以作为骨质疏松症诊断依据的参考，比如血清中的骨钙素、25 -羟基维生素 D，以及成骨细胞和破骨细胞的某些相关肽等。值得一提的是，上述这些影像学检查和血清学化验指标在多数情况下提供的是诊断参考,需结合患者的具体特点、症状和表现、疾病史等信息进行综合评估,才能最终确诊。

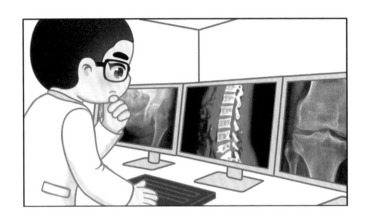

总之,骨质疏松症的诊断,有赖于骨密度检测结果结合具体的临床表现,以及相应的影像学表现、相关检验指标情况。为了提高诊断的准确性,建议患者到医院在专科医师的仔细评估下确定病情。

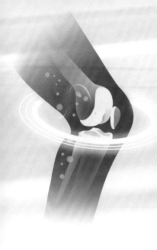

12 骨质疏松症的就医时机怎样把握？

通过前面几节的科普内容，我们已经知道，通过骨密度检测、骨代谢指标的化验，患者能够及早发现自己是否存在骨质疏松的情况。那么问题来了，假如患者发现了骨质疏松，该什么时候去就医呢？或者说，骨质疏松症的就医时机怎样把握？这是一个非常重要的问题，但却有不少人对此感到很困惑。

因对骨质疏松症的危害力认识不足，认为骨质疏松是一种"自然现象"，很多患有骨质疏松症的老人常忽视早期诊治，有些老人一直拖到疼痛集中爆发，甚至发生了脆性骨折，严重影响生活质量时，才去医院看病。这个时候病情已到了一定的严重程度，实际上患者已经耽误了最佳的就诊时机。治疗时机的延误一方面可能造成原本可以防范的事件最终发生，其中最具有代表性的就是脆性骨折，另一方面给患者的家庭和社会也增加了更多的负担。

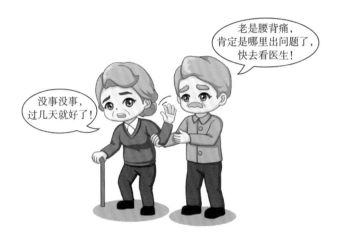

　　骨质疏松症究竟该怎样把握就诊时机呢？有哪些情况或是事件能够被用作警示呢？这些问题目前都尚未形成统一的标准。但我们已知晓，疼痛是贯穿于骨质疏松症病程中最主要的问题。所以，不妨以疼痛作为标志，将骨质疏松症分为三个时期。

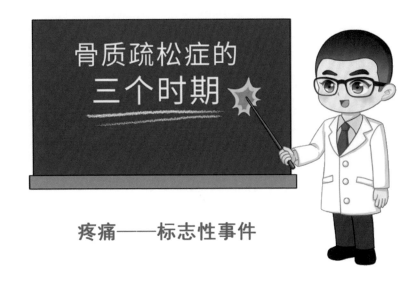

疼痛——标志性事件

第一个时期是骨质疏松出现症状之前的时期。我们知道,骨质疏松症最主要、也最早出现的症状即疼痛,所以实际上疼痛就是这个时期最实用的标志。在这一时期内,身体可能仅仅存在某些特定的检验指标的异常,甚至连检验指标的异常都还没有出现,也无任何不适的症状。这一时期是无痛的、悄无声息的。然而,如果通过仔细地评估,就可能筛选出一些骨质疏松症的危险因素,如年龄、性别、是否处于围绝经期、激素水平、职业特点、生活习惯等。比如,年龄在 50 多岁、处于围绝经期、长时间缺乏户外运动的女性,就属于容易患骨质疏松的人群。如果此时及时就医，就有可能通过骨密度检测、骨代谢指标化验、骨质疏松风险评估调查问卷等方式，发现悄无声息的早期骨质疏松，并可有依据地进行及早的医学干预，达到防患于未然的效果。

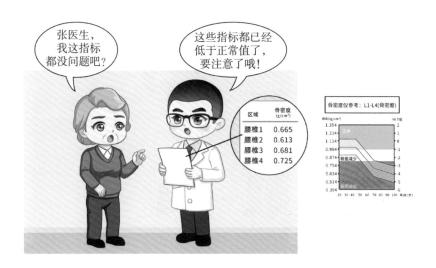

　　第二个时期是骨质疏松的中期，或者说是慢性进展的时期。这一时期已经出现疼痛症状，但并不严重，也尚未造成全面的危害。疼痛仍然可作为这一时期的评估标志。此时就医的主要目标则是对已经出现疼痛症状的骨质疏松症进行综合防治，既要治"痛"，又要治"病"。这一时期的积极防治，可在疾病已出现早期的临床表现、但对患者机体的功能和生活造成的危害尚不严重时进行及时的治疗干预,对于防止疾病的继续发展、引起更多的并发症具有十分重要的意义。

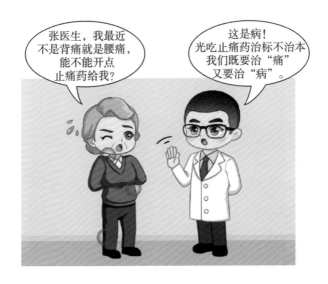

第三个时期是脆性骨折期。骨质疏松症发展到脆性骨折阶段时,疼痛已十分明显,且往往伴有不同程度的身体活动能力受限。疼痛伴失能、丧失自理能力是这一时期的特点。此时就医,治疗的目标是对脆性骨折和严重的疼痛引起的功能丧失及其带来的相关问题进行综合治疗。这一时期的治疗常常是姑息性的,即在疾病已经有着一定的严重程度且已引起并发症的时期,通过合理的措施,缓解症状,在一定程度上挽救功能,防止造成更大的健康威胁。

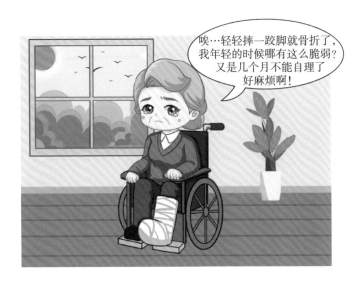

可见,疼痛对于骨质疏松症患者的就诊时机,有着很重要的判断意义。正因为它是骨质疏松症最主要的临床问题,所以我们可以把疼痛作为划分骨质疏松症严重程度的一个标志事件。这样一个有意义的标志事件,同样可以用来作为判断骨质疏松症就诊时机的重要参考依据。

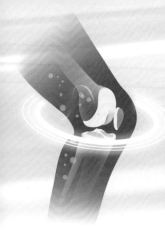

13 骨质疏松症患者该看什么科的医生?

在医院门诊,我们经常会遇到前来就诊的患者咨询:我患有骨质疏松症,我该看哪个科医生? 可能不少人会

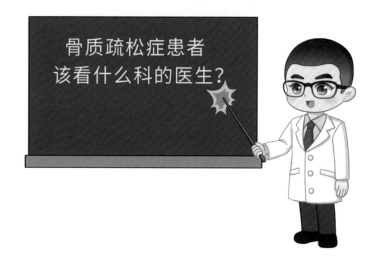

认为,骨质疏松症是骨头的疾病嘛,所以不就应该看骨科吗？其实并非如此。

骨质疏松症是一个全身性的疾病,涉及内分泌、神经、骨骼肌肉乃至心血管等多个系统器官,并会对人体多个部位造成损害。所以,骨质疏松症的治疗并不单单是一个学科的事,它涉及多个学科,需要多种方法,并依赖多种医疗技术的综合诊治。每个学科的专科医生都有他的侧重点,以及一些针对性的治疗措施。比如,内分泌科医生侧重于通过纠正身体内分泌器官的功能状态和生理激素的分泌水平,实现逆转骨代谢的失衡;骨科医生侧重

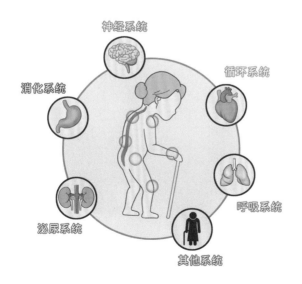

于脆性骨折的防治;疼痛科医生侧重于改善因骨质疏松性疼痛引起的机体功能障碍和生活质量问题。所以,出现骨质疏松症究竟应看哪个科的医生,这个问题的答案不是绝对的,而是应根据具体的病情,具体对待。

我们仍不妨以疼痛作为标志,分别了解骨质疏松症病程的三个时期中需要解决的问题具体都有哪些。这样一来,"出现骨质疏松症患者该看什么科的医生"这个问题的答案便会自然显现。

和前一节中的三个时期一样,第一个时期是骨质疏松的早期,并没有明显的临床表现。这一时期最主要需

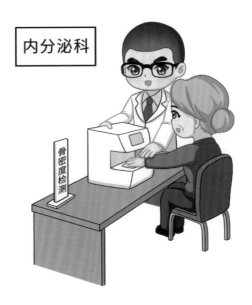

要解决的是骨密度下降、骨代谢指标异常等问题。对此，应采取针对性的抗骨质疏松治疗、相关代谢因子的补充治疗、定期复查检测指标变化等。由于每个人存在个体化差异，治疗的方案也会有所不同。这方面的治疗属于内分泌科的诊疗范畴。因此，推荐此阶段患者到内分泌科去就诊。

第二个时期是骨质疏松症的慢性进展时期，疼痛是最需要解决的核心问题。这一时期，需要通过及时地治疗疼痛并解决由它引起的机体功能问题，但同时也要积极地接受抗骨质疏松治疗。因此，推荐患者到疼痛科和内分泌科分别做针对性的诊治。疼痛科有一系列极微创

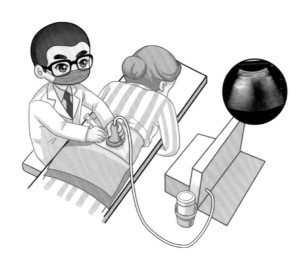

的治疗技术，如超声引导下的精确介入、神经调控、关节腔内臭氧消炎等，在这一时期的疼痛治疗中发挥着广泛的作用。

第三个时期时，脆性骨折、疼痛、失能是威胁最大的问题。脆性骨折最易发生的部位有 4 处，分别是脊柱、髋部、肩部、手腕。脆性骨折带来不同程度的活动受限和功能丧失，尤其髋部骨折，将导致患者下肢无法活动，被迫卧床，致残致畸、并发症和死亡的概率均很高，这一时期的主要治疗目标为及时的骨折固定和康复。

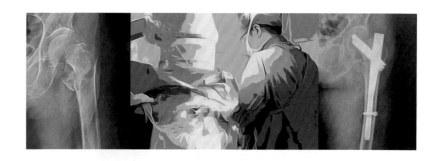

这一时期推荐患者到骨科进行外科治疗。目前，医学界在世界范围内已形成共识，高龄老年人发生髋部骨折时，须尽可能给患者争取做手术的时机，唯有及时恢复骨与关节结构的完整，重建其运动能力，解除被迫卧床的

状态,才有望获得较好的生存质量。骨折内固定、关节置换等常见外科治疗方法当今也日益趋向微创化,虽然有一定的手术风险,但对于高龄和超高龄患者而言,它是挽救"人生最后一次骨折"造成的生命威胁的唯一希望。对于脊柱脆性骨折,比如胸、腰椎压缩性骨折,可采取骨水泥强化的微创介入治疗方法,能够明显地缓解疼痛,提高生活质量。

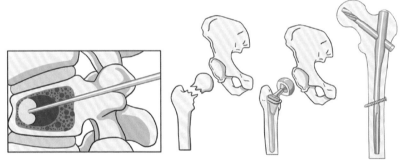

骨水泥强化　　　人工股骨头置换(髋关节)　　　骨折内固定

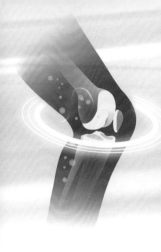

14 骨质疏松性疼痛是一种什么样的体验?

很多患者曾经问过医生这样的问题:我的疼痛是不是由骨质疏松导致的? 而医生面对这样的问题也时不时会感到困惑,怎样回答才能够令患者获得正确的认识? 这归结于一个问题:因骨质疏松而产生的疼痛究竟是一种什么样的体验呢? 现在,我们就来揭开它的谜底。

骨质疏松性疼痛可发生在身体多个部位,通常最多见的部位是腰背部。骨质疏松导致的腰背痛是一种怎样的体验呢? 最早出现的症状往往是整个腰部、背部广泛的酸痛,这种痛呈区域内弥散分布,但究竟痛在哪个点,患者常说不清楚。

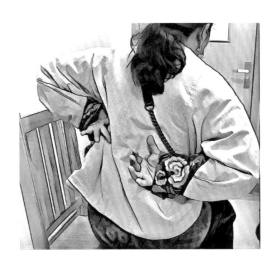

　　此时患者多处于骨质疏松的早期，尚未发生脆性骨折，疼痛的原因主要为脊柱强度下降，造成承受应力的能力下降。因此，在长时间负荷后，比如体力劳动、长距离

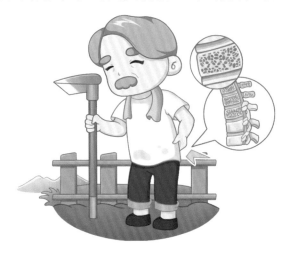

跋涉、久坐、久站，疼痛会更加明显。用一句俗话来描述，就是所谓的"腰酸背痛浑身疼"。

在解剖原理上，骨质疏松引起的腰背痛的产生机制主要归结于脊柱小关节的应力失衡。脊柱的小关节位于脊柱后侧，是每节脊椎骨之间相互连接的锁扣样结构。小关节周围不仅有复杂的韧带、肌筋膜结构附着，还有丰富的神经分布。在力学上，小关节是脊柱骨从上向下传递身体应力的重要枢纽。

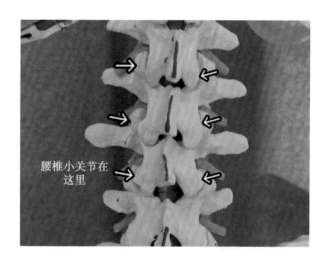

腰椎小关节在这里

当脊椎骨骨量不断丢失，出现骨质疏松时，脊柱的整体强度下降，此时将会造成小关节的应力明显增大，并相继引起腰背肌不平衡、肌肉劳损、肌筋膜炎症堆积，引起多处出现激痛点。当外力刺激这些激痛点部位时,会诱发明显的胀痛。这些激痛点刚刚出现不久时,经按摩、揿压或针灸等治疗过后,有时会感觉舒适很多,但有时也会反复发作,难于彻底消除,且随着时间推移会变得越来越敏感。

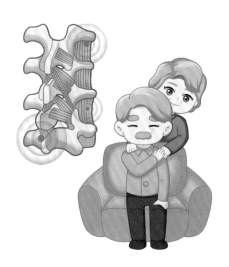

　　长期的脊柱小关节失衡导致慢性腰背痛,有时会出现疼痛爆发性加重。这种疼痛的体验往往是突然间整个腰背部动弹不得,只要稍有姿势变动,便可诱发剧烈的疼痛。其原因主要为附着于小关节周围的韧带扭曲水肿造成神经末梢卡压和激惹,同时,腰背肌筋膜出现广泛的炎症。患者往往有某日早晨起来时突然发作的深刻记忆，而在发作之前的数日内常常有劳作的经历，比如搬家、长时间拎重物等。

在骨质疏松的病程进展到一定程度后，上述这些状况可反复发作，时好时坏，迁延不愈。如果不采取防范措施，进一步发展则会有发生脆性骨折的风险。脆性骨折往往在不经意的轻微外力下出现。比如，用力打了几个喷嚏、搬了一个比较重的凳子、坐在公交车上颠簸了几下，即可发生脊柱骨压缩性骨折或出现微骨折。与前面所说的早期疼痛相比，压缩性骨折疼痛的严重程度就厉害多了，它将导致严重的活动受限。大多数患者直立身体很困难，或即便能够直立，但行动十分迟缓，因为任何细小的肢体动作都会引起骨折的椎体微动、不稳定，引起锐利的疼痛。髋部是骨质疏松患者脆性骨折的另一个常见部位，髋部脆性骨折将给患者造成更大的威胁，它将导致患者被迫卧床，丧失行动和自理能力。65 岁以上的老年患者发生髋部骨折将面临很高的一年内病死率。此外，手腕、肩部也是脆性骨折的高发部位，不小心滑倒、手撑在地上是最为典型的受伤诱发因素。这些部位的脆性骨折将造成肢体剧烈肿痛、活动受限，不仅给患者带来漫长的恢复过程，还会遗留肢体肿胀、关节僵硬、功能下降等很多远期的问题。

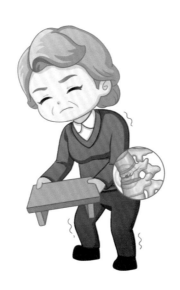

此外，身体其他部位的骨结构如四肢长骨，尤其下肢负重骨，也会因骨质疏松而出现负重疼痛，并伴随附着的筋膜、肌腱、韧带的退变和钙化，产生炎症因子，引起疼痛。这些疼痛不仅持续且会引起相应部位的功能受限，并有明显的夜间疼痛。这类问题通常可发生于颈、肩、肘、腕、髋、膝、踝等各个部位，并可造成相应的一些典型问题，比如，肩痛，下肢、足踝部疼痛等。

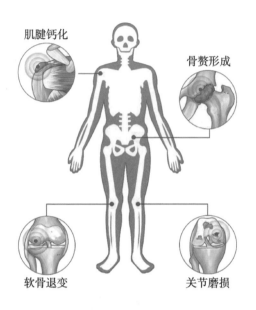

肌腱钙化

骨赘形成

软骨退变

关节磨损

总之，骨质疏松性疼痛可出现在身体各个部位，致痛的机制各有不同，具体的表现方式也各有不同。明确患有骨质疏松症的患者，出现上述的一些疼痛症状，应在专科医师的指导下仔细检查、明确病因，找到疼痛的来源，才能对症下药。

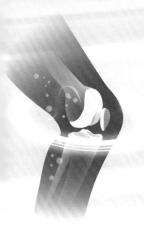

15 怎样识别早期的骨质疏松性疼痛？

我们已知晓,骨质疏松症起病很隐匿,而疼痛是骨质疏松症最早期的信号。疼痛的种类有很多种,不同疾病和损伤造成的疼痛有所不同。那么,怎样识别早期的骨质疏松性疼痛呢?

首先,从疼痛的部位识别。人的一生中都必然会经历过各种各样的疼痛。比如,肚子痛、头痛、牙龈痛、腰腿痛、肩痛。其实,每个部位的疼痛都有其特点。所以,通过仔细感受疼痛的部位和特点,就能够为疼痛的原因提供线索。

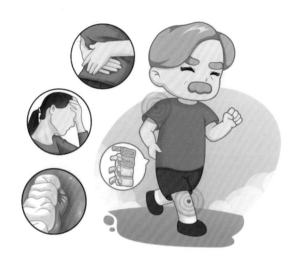

　　早期的骨质疏松性疼痛最易发生的部位是腰背部。它的典型特点为：整个腰背部广泛的酸痛，并有一种沉重

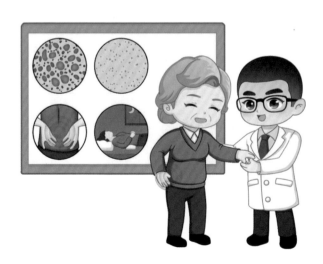

感，尤其在活动量较大、负重劳动后症状更明显。所以有些患者常常会跟医生诉说：白天事情做完后，夜里躺在床上浑身痛。骨质疏松、关节退变，也可能引起活动量大的关节或是负重较多的关节产生疼痛，如膝关节痛、肩关节痛等。

其次，从疼痛的诱因识别。日常生活中免不了磕磕碰碰，遭受过创伤的部位常常会遗留疼痛。这种创伤性的疼痛多数情况下是一种触发痛。所谓触发痛即当损伤部位受到触碰、揿按等外界物理性的激惹时而发作锐利的疼痛反应。而早期的骨质疏松性疼痛则不同，它往往是非外伤性的、自发性的疼痛。所以，身体脊柱、关节并未遭受过外伤而出现疼痛时，应将骨质疏松性疼痛作为一种可能性考虑在内。

再次，从疼痛的性质识别。我们都经历过不同类型的疼痛体验，对于不同类型的疼痛，我们都能够用一些特定的词语来形容，比如，像被刀割一样的锐利的痛，像被针扎一样的刺痛，像被扭拧般的牵拉痛，像被火烧灼一样的火辣辣的痛，像被电流击中一样的过电样的痛，还有像被蚂蚁爬一样的麻痛等。这些形象的文字描述的就是疼痛的性质。通常，骨质疏松性疼痛是一种力学强度下降和炎症因子综合作用的疼痛，其疼痛性质通常为弥漫性的酸痛、胀痛，也可伴随有向周围放射的神经样疼痛。而且，骨质疏松性疼痛往往难以因休息而有效地缓解，并常常存在静息痛、夜间痛。

最后，从疼痛的强度识别。我们可以用 0～10 这 11 个数字来模拟疼痛的严重程度，0 分代表毫无疼痛，随着数字的增大，疼痛程度逐渐增加。其中 1～3 分代表轻度疼痛，4～7 分代表中度疼痛，8～10 分代表严重疼痛。早期骨质疏松性疼痛的强度通常为轻到中度疼痛。患者的数字模拟疼痛评分通常在 2～4 分。这样的疼痛程度，患者尚且能够做到表情自然，并且能够有笑容，夜间睡眠质量也不会受到明显的影响。当病情进一步发展至骨质疏

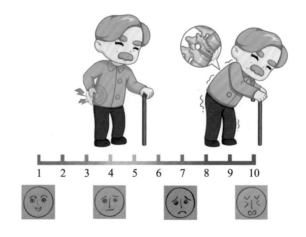

松症晚期，出现了脆性骨折后，疼痛的强度则会明显加重，评分可达到 8 分以上。此时，患者的面部表情将会变得十分僵硬，强烈的疼痛反应将使得患者眉头紧锁，难以露出笑脸，夜间的睡眠质量也会明显下降。

所以，总结下来，识别早期的骨质疏松疼痛，就是从疼痛的部位、诱因、性质、强度四个方面入手。

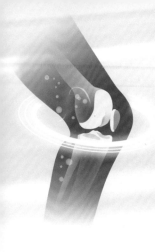

16 什么是痛性骨质疏松症?

你听说过"痛性骨质疏松症"这个名称吗? 一看就很痛,是不是? 那么它究竟包括哪些症状,有哪些特点,有多严重呢? 接下来张医生就和大家聊聊这些问题。

从字面上理解并不难,痛性骨质疏松症指的是因为骨质疏松引起的、导致疼痛的一系列病症。

具体地说,比如,因为骨质疏松引起脊柱骨量减少、强度下降,脊椎骨无法正常承受身体上半部分的重量,继而出现背痛、腰痛。

再比如,因为骨质疏松引起或加重颈椎、腰椎结构退变的进程,潜在地增加了神经功能损害,导致颈椎和腰椎的神经痛。

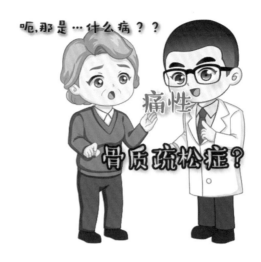

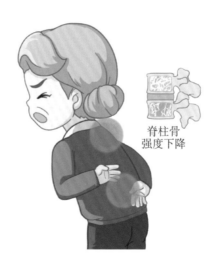

脊柱骨
强度下降

又比如，因为骨质疏松引起脊柱压缩性骨折，从而导致疼痛、活动受限等问题。可见，广义上说，但凡骨质疏松扮演了致痛原因这一角色，并最终引起了疼痛的临床问题，都可以称为"痛性骨质疏松症"。

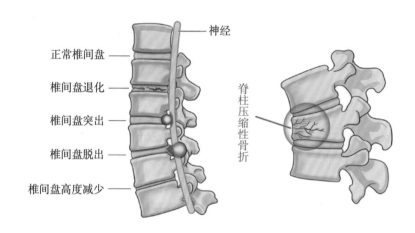

痛性骨质疏松症有很多特点。

首先，活跃度高，在骨质疏松症的病程中有着最高的"出勤率"。它出现早，持续长，可一直持续到疾病的末期。如果把骨质疏松症比作一部电视剧，那么疼痛是不二的"领衔主演"。研究表明，疼痛是骨质疏松症患者就医的首要原因，其中 70%～80% 的患者有腰背痛的表现。

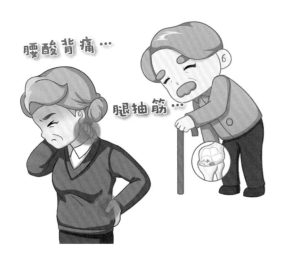

其次,涉及部位多,表现多样化。它可以单纯的骨痛为表现,可以脊柱变形为表现,可以脆性骨折为表现,甚

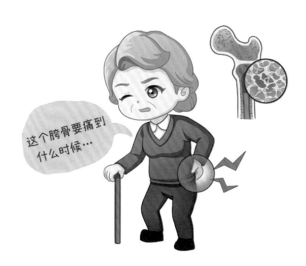

至还可以神经痛为表现。因为这种多样化的特点，常常给患者造成困惑和焦虑。患者难以理解其原由，只能四处求医，正常生活和工作都受到较大的影响。有时甚至给医生的诊断治疗也带来较大的困难。

再者，交际广。痛性骨质疏松症和多种退变性疾病的进程有着潜在的关联，如颈椎病、腰椎退变性疼痛、肩痛、膝痛等。尽管目前医学上尚无确凿的证据证明这一点，但我们平时日里不难观察到，高龄老年人，尤其是女性，更容易受到颈肩腰腿痛、关节炎等问题的困扰，而这类人群骨质疏松的患病率很高。

最后，它可对健康造成不同程度的后果。在早期，轻

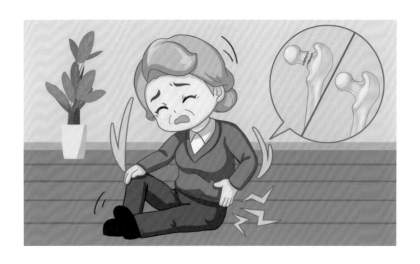

度的疼痛造成的困扰并不大，但若不及时防范，随着时间推移，疼痛的强度不仅会逐渐增加，而且还会逐渐造成不同部位的功能受限，严重影响生活质量。最终，当痛性骨质疏松症发展到了严重的脆性骨折阶段，将会严重威胁生命健康。

痛性骨质疏松症会给患者造成哪些具体的危害呢？

首先是疼痛直接导致的危害。白天活动受限、夜里影响睡眠是疼痛带来的两大直接后果。由于正常的行走活动等受到严重限制，年纪尚轻的患者不得不放弃旅行、游玩等退休生活计划；而高龄老年人则甚至连起床、上厕所等基本的日常活动都难以独立完成，进入生活不能自

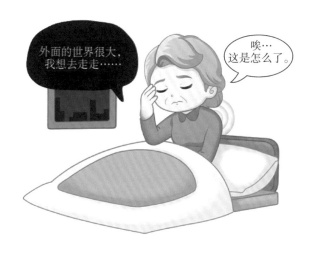

理的"失能"状态。长期的疼痛刺激和睡眠障碍会进一步引起认知功能损害，造成无法正常表达沟通、进食困难、大小便障碍等更多的问题。

其次是任由病情进一步进展的危害。骨质疏松和疼痛并非仅仅是衰老带来的自然现象，而是一种全身性的疾病状态。如果不及时、科学地应对处理，会造成患者的活动能力急剧下降。对于老年人而言，长期的慢性疼痛、失能、活动减少，将导致患者很容易出现认知功能障碍等神经系统并发症，并进一步导致更多的并发症发生，形成恶性循环。

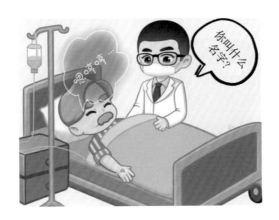

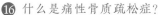

可见,痛性骨质疏松症是老年人中非常普遍且具有代表性的一类健康问题。骨质疏松是其根本的病因,而疼痛则是引起诸多健康问题的主要危害。在当前这个老龄化不断加剧的时代,痛性骨质疏松症将是未来长期存在的公共卫生问题。不仅医疗界应重视痛性骨质疏松症,非医疗人士,包括你、我、他,同样需足够关注。

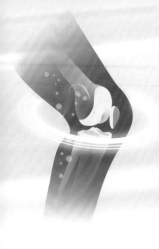

17 痛性骨质疏松症喜欢招惹哪些人？

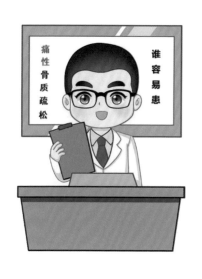

在之前几节科普内容中我们已经了解了"痛性骨质疏松症"的概念，对于它引起的常见的骨骼损伤以及给老年人健康造成的危害，也有了充分的认识。我想大家一定会关心这个问题：哪些人容易患痛性骨质疏松症呢？实际上这不仅仅是大众关注的问题，在医学界，它同样也是受到专科医生的普遍关注。

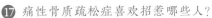

　　首先，痛性骨质疏松症喜欢招惹老年人。骨质疏松症是和年龄相关的疾病，增龄是骨质疏松的主要发病因素。40 岁以上的人群即可能患骨质疏松症。如果将年龄范围进一步分层，60 岁以上的人群和 50 岁以上的人群相比，骨质疏松症的患病率更高，这一点国内已有调查研究数据明确支持。不仅如此，骨质疏松性疼痛也更偏爱年龄更大的人群。科学研究表明，老年人的骨骼中存在一个反差现象：骨细胞含量逐渐减少，而神经细胞含量却不会减少。因此，相对而言，老年人骨骼中的神经细胞所占的比例增加了，于是对疼痛的敏感性也上升了。所以医生们经常会观察到一个现象，骨质疏松症的患者中，高龄老年人（80 岁以上者）相比于年龄层级相对较低的老年人（65 岁左右者），往往有更多的疼痛描述，对疼痛的反应也更为剧烈。

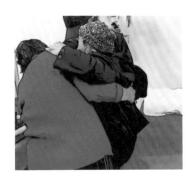

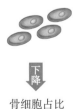

下降

骨细胞占比

上升

神经细胞占比

其次，痛性骨质疏松症喜欢招惹女性。医生们观察到，患痛性骨质疏松症的女性患者明显多于男性。这其中有三方面原因。其一，因为骨质疏松和绝经、雌激素分泌不足有着密切的关联。其二，骨质疏松性疼痛的产生机制和破骨细胞的活跃性有着密切的关系，而破骨细胞的活跃性则也受到雌激素的调控。雌激素分泌不足时，破骨细胞的活跃性会大为提高，而这恰恰是老年女性所特有的内分泌改变。其三，女性的肌肉力量通常相对于男性低，因此，老年女性更容易产生脊柱、关节的超负荷现象，也更容易出现劳损和退变，产生炎症和疼痛。

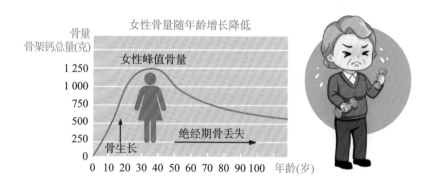

第三, 痛性骨质疏松症喜欢招惹生活方式不好的人。长期营养不良或营养不均衡、不注重饮食健康、吸烟、酗酒、长期久坐、缺乏活动、熬夜、作息不规律等不良生活方式都会直接或间接地导致易患痛性骨质疏松症。常言道, "大口吃肉、大口喝酒", 描写的是一种"潇洒"的生活方式, 然而实际上这种生活方式并不健康, 尤其不利于骨骼健康。从医学角度上看, "大口吃肉"和"大口喝酒"是一对形影不离的伙伴。这是因为, 喜爱大量饮酒的人, 通常需要高脂肪、高热量的食物来抑制酒精对胃部的刺激, 减少酒精的吸收, 从而对抗大脑对酒精的反应, 也就是我们通常说的"喝醉"。但长期的酒精和高热量食物不仅会对消化系统和心血管系统造成不利的影响, 对骨骼系统也会造成很大的危害。研究表明, 长期过度饮酒将影响骨代谢, 可导致骨生长抑制、骨发育迟缓、骨密度降低、骨质疏松、骨坏死等一系列严重后果。高脂饮食则会增加老年人的钙排泄, 降低骨骼的机械强度, 导致骨质中的矿物质含量降低, 并抑制成骨细胞的功能, 对骨代谢造成不利影响。除不健康饮食之外, 吸烟是骨质疏松的另一大高危因素。大量研究表明, 烟草中的成分可对骨细胞产生直接的毒性作用, 打破人体性激素的平衡, 引起身体内分泌的改变,最终造成广泛的骨骼肌肉损伤。

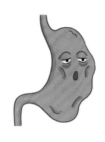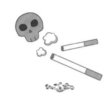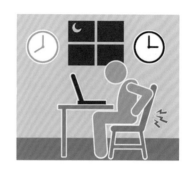

最后,痛性骨质疏松症还喜欢"仗势欺人",招惹患有某些特殊疾病或长期服用某些特定药物的患者。比如,自身免疫病的患者由于需长期应用激素类药物,更容易发生痛性骨质疏松。最典型的就是类风湿关节炎的患者。医生们在工作中发现,长期患有类风湿性关节炎患者假如发生了骨折,手术时会发现他们的骨质非常疏松。再比如,发生过骨折的患者,因为骨折部位必须固定,造成长时间的制动,会引起固定部位的骨组织出现失用性骨质疏松,并引起长时间的肿胀和疼痛。这就是为什么很多手、脚骨折的老年患者,经过一两个月的石膏固定后,会长时间地遗留肢体肿胀、疼痛不适感,X线片显示固定部位的骨头密度明显下降,骨质很差,和其他部位的

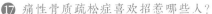

骨头相比非常明显。有时患者自己都能发现不正常。

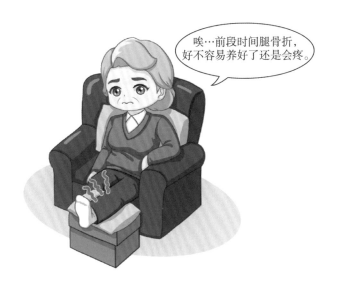

　　总结下来，老年人尤其是高龄女性、饮食不健康、抽烟、酗酒、缺乏运动、长期服用激素、骨折或创伤等人群，容易受到痛性骨质疏松症的侵犯。既然如此，我们就应当从方方面面的生活细节上去规避这些危险因素，保护自己的骨骼健康。

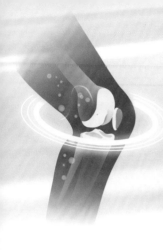

18 痛性骨质疏松症怎样治？

我们已经了解了痛性骨质疏松症的概念，以及它所代表的疾病时期。那么当骨质疏松症进入"痛性骨质疏松症"的阶段时，应该怎样治疗呢？

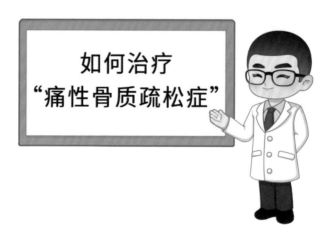

如何治疗
"痛性骨质疏松症"

针对痛性骨质疏松症首先需及时治"痛"。在医学界，疼痛已被定义为一种生命体征，与血压、呼吸、脉搏、体温等四大体征同等重要。慢性疼痛是一种疾病，这在国际上早已是医学专家达成的共识。长期的慢性疼痛不仅会造成神经组织本身的病变，使疼痛更加顽固难治，还会引起情绪、心理、精神上的疾病。骨质疏松性疼痛也是一种慢性疼痛，涉及力学、神经、细胞免疫等多个复杂机制，并会导致患者活动受限、功能丧失，继发性地增加损伤风险，陷入恶性循环。这一恶性循环链的始动环节就是疼痛。因此，对于痛性骨质疏松症的治疗，治"痛"是关

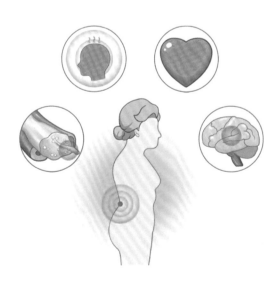

键之一。只有有效地解决疼痛问题，才能打破"因痛失能，因失能而活动受限，因活动受限而加重骨质疏松，因加重骨质疏松而加重疼痛"这一恶性循环链。解决了"疼痛-失能"链，患者的生活质量才能有望得到明显地提高。

其次，针对痛性骨质疏松症需同时治"松"。如果把疼痛和疼痛引起的失能归结为功能性的异常，那么骨质的疏松则是一种结构性的异常。功能上的问题往往都有结构性病损的基础。如果忽略了结构的问题，功能上的改善往往持续不了多久，也就是我们通常所说的"治标不治本"。在痛性骨质疏松症的治疗过程中，我们可以理解为，治"痛"是为了解决疼痛引起的功能问题，在有效治"痛"的前提下，恢复了功能，才能进一步获得稳定的治"松"的时机；而治"松"则是为了从根本上改进骨量不足、

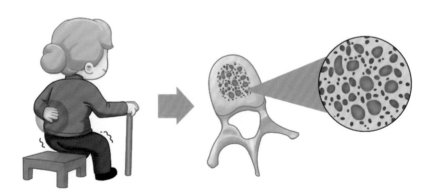

骨头变脆的结构问题，只有有效治疗"松"的问题，才能避免"痛"的问题再次来临。它们两者是相辅相成的，都需重视。

那么，如何治"松"呢？

首先，要从饮食上注意营养的摄入。俗话说，药补不如食补。能够主动吃进身体的，尽量主动摄取。骨质疏松患者的饮食讲究营养均衡，宜多吃含钙量高的食物，牛奶和鸡蛋是最推荐的搭配。此外，新鲜蔬果、坚果、植物类油脂、新鲜鱼虾等优质蛋白都是较佳的选择。

其次，要注意健康生活方式。养成早睡早起、规律作息的好习惯，避免熬夜、久坐、吸烟、酗酒，坚持充足的日光浴、恰当的活动和锻炼，这些都是非药物性的治疗措施。看起来以上这些举措既非吃药也非打针，然而在治"松"上却发挥着重要的作用，不要小看了这些看似平常的生活习惯问题。

再次，规范的抗骨质疏松治疗也同样很重要。目前，用于治疗骨质疏松症的一线药物是补充骨矿物质含量的钙片和促进人体吸收钙的活性维生素 D 的搭配。代表性的药品有：碳酸钙 D_3 片、醋酸钙胶囊、骨化三醇等。除上述这些一线药物之外，双膦酸盐是应用最为广泛的抗骨质疏松药物。它能够降低破骨细胞的活跃度，从而达到减少骨吸收、减慢骨量丢失的疗效。此外，还有降钙素等激素替代类药物。需注意，这些药物的使用，都是有相应的注意事项，一定要在专科医师的指导下，正确、合理地应用。

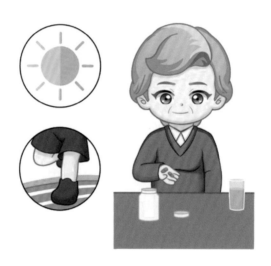

最后，痛性骨质疏松症还需治"心"。科学研究表明，疼痛是一种生理心理活动。所以，医学上对疼痛的定义就包括了情绪和心理。心理因素在骨质疏松性疼痛的严重程度中同样也占很大的成分。老年人本身容易出现兴趣缺乏，加上常常缺少陪伴，他们往往更关注自己身体的不适，所以疼痛的信号会被不同程度地放大。很多老年骨质疏松症患者甚至会因长期的疼痛和功能障碍引起神经系统疾病，出现认知功能障碍，引起语言、表达、沟通等多方面的问题，明显地增加了家庭和社会的负担。对于这些老年患者，细致入微地治"心"是提高疗效的关键。治"心"的方法其实也并不复杂。充分地陪伴和沟通，耐心地倾听，舒适的环境和护理，深入浅出的科普宣讲，都是具体的有效治"心"方法。

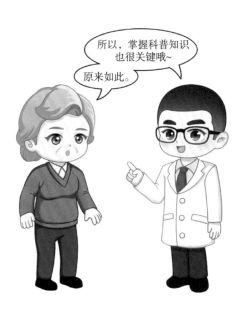

看到这里，针对痛性骨质疏松怎样治这个问题，相信你已经有了不少体会。总结下来，痛性骨质疏松症的治疗需要治"痛"、治"松"、治"心"三方面的综合措施，且不仅限于吃药或打针，还涉及生活中的方方面面。

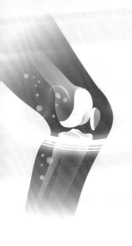

19 痛性骨质疏松症：警惕胸、腰椎压缩性骨折

你听说过"压缩性骨折"吗？这是一种什么样的骨折？它和骨质疏松症有着怎样的关系？

压缩性骨折，顾名思义，就是骨的外形和轮廓因压缩而发生的骨折。用一句更通俗的话描述：骨头压扁了、压塌了。很多部位的骨都可能发生压缩性骨折，比如脚跟骨、膝盖骨、髋臼骨等。不过在医学上，压缩性骨折最主要地还是用于描述脊椎骨的骨折。

怎么会有这样的骨折呢？这得从人体脊椎骨的结构特点说起。

我们人体的脊椎骨可分为颈椎、胸椎、腰椎、骶椎、尾椎 5 段，每段都由一节一节的椎骨连接而成。通常情况

下，颈椎有 7 节，胸椎有 12 节，腰椎有 5 节，骶椎也有 4 到
5 节，尾椎则是退化结构。每一节椎体的形状都类似一
个圆柱体，高度大约 2 厘米，一般来说越往下，体积越大。
从侧面看，它们就像一串圆柱体从上到下串在一起，并有
着天然的前后弧度，呈现一个自然的"S 形"；从横切面上
看，每节椎骨前半部分像是个半圆形的柱面，后半部分则
是上下之间的关节。这样的结构决定了前半部分是主
体，主要的骨质集中在内。

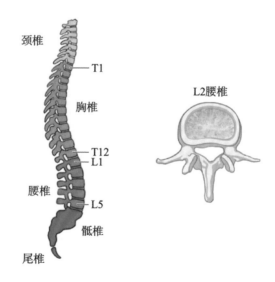

椎体的骨质主要是多孔的骨松质，在显微镜下观察，
就像蜂窝的样子。包绕并构筑出这些蜂窝般形态的骨组

织在医学上称为骨小梁。椎骨和四肢长骨的特点不同，后者主要由致密的板层骨构成，而前者则主要由疏松的骨小梁构成。椎骨的结构特点决定了它不如我们四肢的长骨坚硬。

椎体的形状接近圆桶形，它们感受到的主要是从人体头端传递至脚下的轴向应力。而形成轴向应力的主要就是我们人体的重力，以及我们上身携带的物品的重量。随着年龄增大、骨质变疏松，椎体里的骨量越来越少，承受这种轴向应力的能力也不断下降。所以，一些高龄的骨质疏松患者，即便没有跌倒、没有受伤，光是身体上半身的重量，就能够将他脊柱骨压变形。在 5 段脊柱骨中，胸椎和腰椎是承受人体上半身重量的主心骨，而胸椎的最下面两三节（胸 10～胸 12）和腰椎的最上面一两节（腰 1～腰 2）的交界之处，是受力最集中的部位，也是压缩性骨折最容易发生的部位。

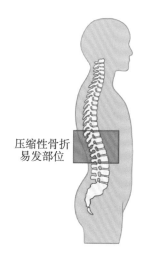

压缩性骨折
易发部位

圆柱形的椎体压变形后，从侧面上看，高度变低，形状变扁，凹曲塌陷。此时，椎骨内部的骨小梁存在很多细小的裂缝,也可称作"微骨折"。这种损伤并不需要很大的外力,有时起身姿势没注意、搬个椅子、打嗝、打喷嚏,或者坐在公交车上颠了一下,甚至没有任何外力就会导致骨折发生,其最主要的原因就是骨质疏松。发生微骨折的椎骨的强度会进一步下降,继续承受身体上半身的重力,椎骨内的裂隙越来越多,程度越来越大,最终造成了整个椎骨的高度塌陷、压扁,就像一个被压缩的饼干。所以,这种损伤被形象地称作"压缩性骨折"。

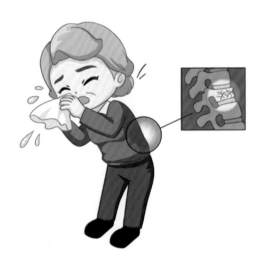

胸、腰椎的压缩性骨折在老年骨质疏松人群中非常常见。在多数人印象中,骨折的发生往往是瞬间的、爆发

式的,需要足够突然的暴力外伤事件,并给患者造成深刻的痛苦体验。而压缩性骨折则与此不同,它的发生过程并不需要很大的外力,所以发病过程常常是慢性的。而且,它往往以骨小梁裂隙的"微骨折"起始,渐渐加重,最终发展至椎骨整体性的塌陷。所以,有些患者甚至回忆不出任何受伤的过程。而当腰背痛情况已经很严重了,患者不能动了,才到医院去就诊。经过检查发现,脊柱骨的压缩性骨折已很严重了。

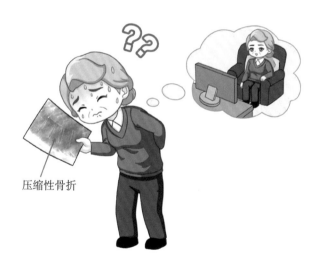

压缩性骨折

可见,压缩性骨折是骨质疏松症对我们脊椎骨最主要的危害。多数情况下,脊椎压缩性骨折并不会立刻造成致命的威胁。尽管如此,它给老年人生活质量造成的影响很大,而且很普遍。慢性疼痛和活动功能障碍是它引起的主要问题,这种因痛失能的状态对患者家庭造成的负担也会随着时间的持续而愈发明显,尤其高龄老年人。所以,当身体开始出现痛性骨质疏松症的表现时,就该警惕这一问题了。

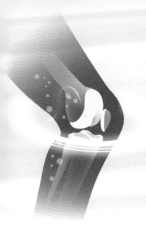

20 发生骨质疏松性胸、腰椎压缩性骨折怎么办?

在前面的科普内容中我们已经了解,骨质疏松性胸腰椎压缩性骨折是最常见的脆性骨折。那么问题来了,假如发生了这种情况,该怎么办呢?

首先,我们要学会判断是否发生过可能导致压缩性骨折的事件。导致骨质疏松性胸、腰椎压缩性骨折的外力并不需要很大。不小心滑倒、用力打

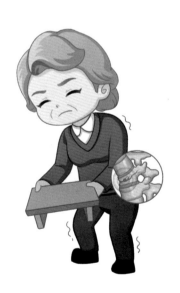

了几个喷嚏、搬了个比较重的椅子、坐在公交车上颠簸了几下这样的动作即可导致,尤其是对于 70 岁以上的老年女性。

其次,我们要能够识别发生压缩性骨折后的症状。压缩性骨折的典型症状是腰背部疼痛。这种疼痛非常锐利,并伴有明显的活动受限。起身、转动腰部、改变身体姿势乃至在床上翻个身,都十分困难。身体一旦移动,就会诱发腰背部剧烈的痛感。

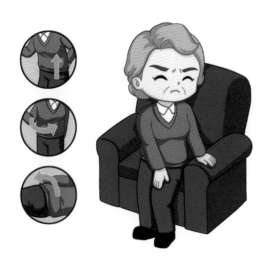

有的高龄老年人在受伤后的起初一两天还能够稍微走动。但随着时间渐渐推移,腰背部的痛感越来越剧烈,

最后导致躺在床上起不了身，即便睡在床上也不好动弹，
需要在两三个人帮助下，花上几分钟，才能好不容易翻个
身。这些征象在有经验的专科医师的眼中都是非常强烈
的骨质疏松性胸、腰椎压缩性骨折的信号。经过一些有
针对性地专科查体，结合影像学检查，多数情况下很快就
能够明确诊断。

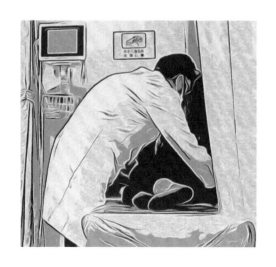

再者，要提高保护意识，防止损伤加重。老年人不管
有没有出现过上述可能导致压缩性骨折的损伤动作，当
出现腰背部剧烈疼痛并伴有明显的活动受限时，应尽快
平卧。在明确诊断前，尽量避免上半身负重。若遇到必

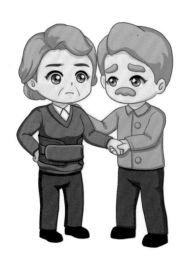

须要起身的情况，一定要佩戴腰托或者护具，在搀扶下完成一些基本活动。否则，易导致损伤加重。

接下来，要知道如何明确诊断。早期就诊、及时行必要的影像学检查，能够迅速地确立或排除诊断。一般来说，通过脊柱的 X 线片，可观察椎体的形态有无压缩变扁，定位出发生损伤的脊柱节段。在确定了损伤节段后，进一步通过 MRI 检查可观察这节椎体内有无骨髓水肿，从而判断损伤是新鲜性的，还是陈旧性的。同时，还要通过 CT 来观察损伤椎体的后壁是否完好，椎管内有没有骨折块对神经造成压迫。这 3 项检查是针对胸、腰椎压缩性骨折需常规完成的诊断流程，为确立诊断、明确损伤的时限、确定治疗方案所必须。

最后，要选择合理的治疗方式。诊断明确后，应在专科医师的建议下，结合患者的综合情况，采取及时、合理的治疗措施。因为椎体骨折不稳定、脊柱小关节扭曲、骨

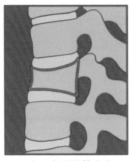

X片观察到椎体变扁

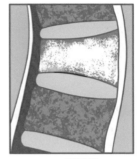

MRI观察到
椎体内骨髓水肿
（白色的信号）

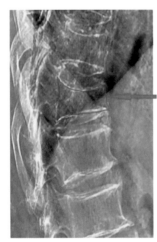

椎体塌陷

骨髓水肿

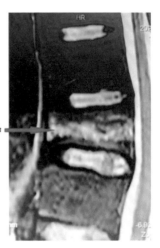

髓水肿、炎症介质大量释放等理化因素造成疼痛剧烈，并引起不同程度的活动受限和功能丧失。保守治疗将面临长时间卧床，而老年人却经不起长时间躺在床上。

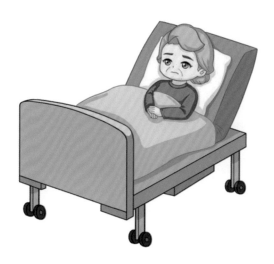

　　然而，老年人也难以耐受大手术。因此，微创治疗方式通常是比较好的选择。通过经皮穿刺、向骨折的椎体

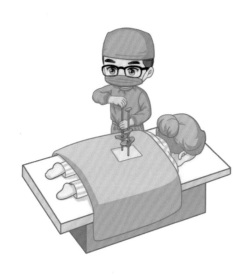

内注射骨水泥的微创治疗方法，可以有效缓解疼痛、增加受伤椎体的强度。这类治疗历经了多年的发展，现在已应用成熟。它的损伤很小，就像打针一样，可以做到没有刀口。在局部麻醉下即可操作，大约半小时就能完成，适合因压缩性骨折而严重影响生活质量的高龄患者。

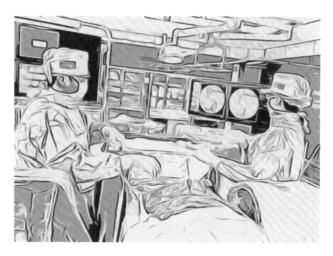

微创骨水泥强化治疗的场景

接受了微创骨水泥治疗，是否意味着患者从此可以一劳永逸，再也不用面临压缩性骨折的困扰了呢？并非如此。骨质疏松症病程发展到脆性骨折这一步，已达到了重度的疾病时期。这一时期是骨质疏松症的后期，也是并发症最多的时期。很多高龄老年人在接受过一次微创骨水泥治疗后，才过了不到半年，另一节椎体又发生了压缩性骨折。这种现象在老年骨质疏松症人群中非常普遍。也有不少老年患者在疼痛严重来医院就诊时，才发现早已出现了多节椎骨的压缩性骨折，有的甚至已有长达数年以上的时间，以至于发生骨折的脊椎骨从侧面看过去，都压扁成了"一道缝"似的。

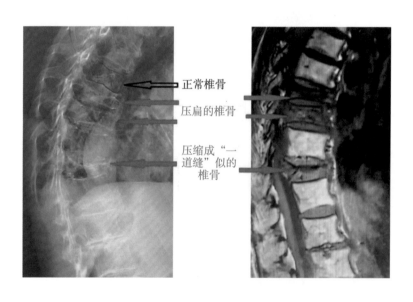

正常椎骨

压扁的椎骨

压缩成"一道缝"似的椎骨

所以，一次成功的微创骨水泥治疗，并不能永久性地解决在未来骨质疏松症继续造成脆性骨折的问题。在成功治疗后，积极应用抗骨质疏松药物、加强营养的均衡摄入、充足的日光浴、适当的身体锻炼、细致的防跌倒措施

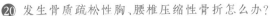

等，都是预防第二次骨折的关键事项。

最后，总结下来就是：知道什么样的情况下会发生压缩性骨折，懂得如何防止压缩性骨折损伤加重，具备早期就诊的意识，清楚如何选择合理的治疗方式，懂得如何预防再次骨折。

看到这里，发生骨质疏松性压缩性骨折怎么办这个问题，相信你一定已经心中有数了。

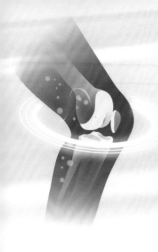

21 不可小觑的老年驼背

我们都知道,年纪大了人的身高会缩水,驼背也会越来越明显,这种现象并不少见。很多人可能会想:驼背不是遗传的吗? 难道和骨质疏松、疼痛也有关? 今天就和大家聊聊这个问题。

隔壁王阿婆今年八十多,她的后背弯成了一道坡,几乎可以摆个杯子在背上。

王阿婆说,她也曾经年轻过。二十来岁时,她身高一米六二,标准的女神高度。那时她后背挺拔笔直,英姿焕发。到了三十七八岁,后背却慢慢地开始变形,明显不再像年轻时那么挺拔。而到了五六十岁,则能明显地看出驼背了。家人说,七十岁以后,她的背越来越驼,身高也

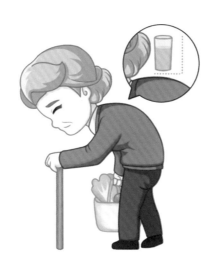

显得越来越缩水。因为本来就瘦,所以弯曲的背部格外显眼。

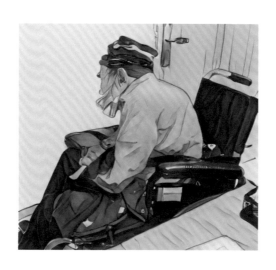

王阿婆驼背的现象在医学上被称作脊柱后凸畸形。脊柱后凸畸形有很多具体病因，骨质疏松症是最常见的一类。

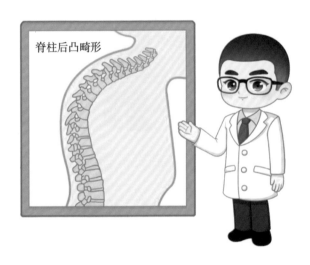

　　正如王阿婆自己所述，年轻时，她后背笔直挺拔。那时，因为年轻且骨量完全正常，她的脊柱呈现正常的形态。但随着年龄的增长，骨量渐渐地下降，脊柱的承受能力也逐渐地下降。脊柱骨质的日益疏松使得椎骨渐渐不能正常地承受身体上半身重量产生的负荷。人体轴向的重力作用在强度不足的脊椎骨上，长年累月，使整个脊柱的曲度发生变形。正常的胸段脊柱本身带有微微向后凸的弧度,而这种后凸的弧度随着骨质疏松而慢慢变大。于是,就出现了背部越来越驼的表现。

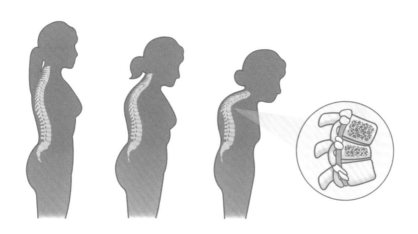

在 X 线片上我们可以观察脊柱的形态、弧度和骨量。年轻患者的脊椎骨从侧面看从上到下序列连续整齐,在胸段,有微微向后的、自然的生理弧度。脊椎骨骨质充足,密度均匀。而后凸畸形的老年人的脊椎骨则出现明显的后弓,远远超过了胸椎生理弧度的范围。此外,脊椎骨也会发生不同程度的变形,骨量明显地下降,骨小梁变稀疏,所以透视度增加。

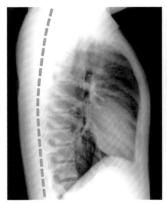
年轻脊柱笔直

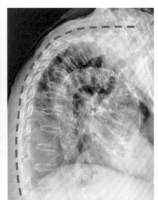
老年脊柱后凸畸形

驼背会产生一系列问题。首先，形态不美观。驼背的姿势给人感觉衰老、颓废，影响自信，导致不愉快、自卑、抑郁等心理问题。其次，生活不便利。严重的驼背会影响更衣、洗漱等基本日常活动，甚至会影响视线、行走。随后，驼背会引起疼痛。其原因在于，严重的后凸畸形会使脊柱后方的小关节应力过于集中，产生慢性腰背痛。张医生的门诊天天都能看到这样的患者，他（她）们因为长期的腰背痛，生活质量受到不同程度的影响，经常要来医院就诊。

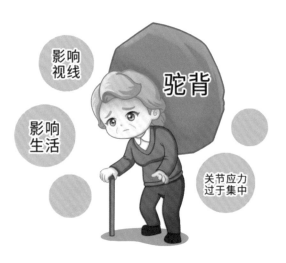

最后，严重驼背的高龄老年人常常会出现脊柱骨反复的压缩性骨折，并形成椎体内骨坏死、空洞裂隙等病变。实际上早在 19 世纪末，德国的医学家 Hermann Kummell 就对这类老年疾病进行了研究，并发表了最早的医学文献对典型病例进行了具体的描述。医学界后来

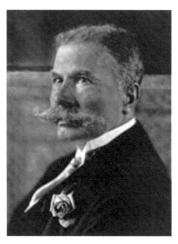

德国医生 Hermann Kummell
(1852.5.22～1937.2.19)

遂以"Kummell 病"命名之。

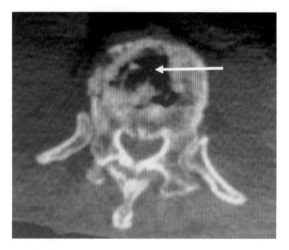

Kummell 病的典型 CT 表现：空气裂隙征(后人于 1978 年总结)

驼背竟然能包含这么多问题在其中，甚至还有点儿小学问。你是不是没有想到？所以说，驼背不可小觑。

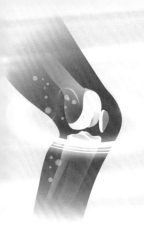

22 "因痛失能"——不容忽视的问题

　　假想这样一个问题：当我们的胳膊或腿剧烈疼痛时，是否还能够自如地跑跑跳跳、逛街玩耍？显然不能。其实，这个看似非常简单的问题背后，有着很深层次的科学问题。它揭示了一个基本的医学现象：疼痛会引起正常的机体功能丧失。这里的机体功能包括运动功能、感觉功能，甚至还有末梢的血液循环、腺体的外分泌等功能。在医学上我们可以用"因痛失能"这个词语来概括这个现象。那么这个现象的背后究竟都有哪些具体的知识呢？这就是接下来张医生要给大家科普的内容。

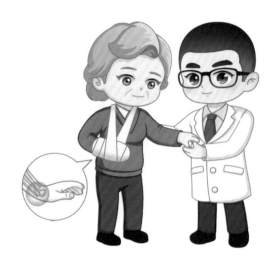

　　疼痛是一种生理心理上不愉快的情绪体验,它看不见、摸不着,只有患者自己能够感觉到。所以,迄今为止,对于疼痛尚没有客观的、能够量化的衡量指标。在医学领域里,还不能借助特定的量化标准来评价一个人疼痛的严重程度,而只能通过患者对疼痛的主观评价来描述。我们知道,情绪是一种主观的体验,它受到不同个体意识和认知的影响非常大。所以,对于它的评价非常不稳定。打个比方,被针扎了一下,有的人的主观体验并没有感到非常不愉快,所以他可能会反馈,被针扎了一下并不怎么痛。而这种评价另一个人很可能就完全不能接受,因为他可能觉得这一针扎得简直令人痛得要尖叫。正是因为疼痛的主观评价体系不完全可靠,所以,医学上更注重从一些客观的、不容易受主观意识影响的标准去评价疼痛的严重程度。然而如前所述,疼痛迄今缺乏量化的生物检验指标。于是,机体的功能状态就成了目前评价疼痛严重程度最有效力的标准。

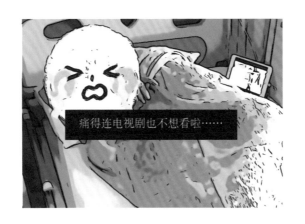

痛得连电视剧也不想看啦……

很多疼痛患者面临一个问题:导致疼痛的原发性疾病或损伤接受了规范且有序的治疗,但疼痛并没有减轻。比如,骨折导致肢体肿痛,接受了骨折复位、石膏固定等规范的治疗,骨折也愈合了,但在很长一段时间内,肢体的疼痛和肿胀并未减轻,活动和功能也明显受限制,并不能发挥正常的功能。

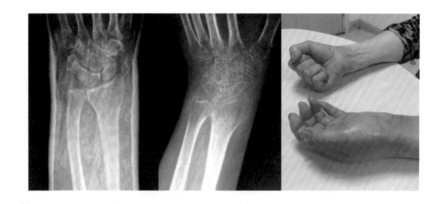

再比如,恶性肿瘤患者接受了彻底的外科根治性手术,术后也进一步接受了放、化疗治疗,肿瘤生长得到了一定程度的遏制,但却出现了顽固性的疼痛,吃止痛药没有明显的效果。

上面的例子都说明了一个问题:疼痛造成的功能丧失很普遍,是一个不容忽视的问题。"因痛失能"在骨质疏松症的患者中有着更多的体现。很多患者抗骨质疏松治疗做得非常好,长期坚持服药、食补、晒太阳、锻炼,但仍有一部分患者的疼痛问题持续地造成患者困扰。因为骨质疏松症患者多数为老年人,因痛失能造成的问题更为突出。前面我们已经有所了解,老年人对疼痛的反应更为明显,骨质疏松引起的疼痛会造成不同程度的腰、腿失能,而腰、腿对于一个人的活动能力而言又是最为关键的核心部分。腰、腿的功能丧失将使得老年人连最基本的起身活动都很难完成,甚至在床上翻身都很困难,几乎就相当于瘫在了床上。在医院的门急诊经常会碰见这样

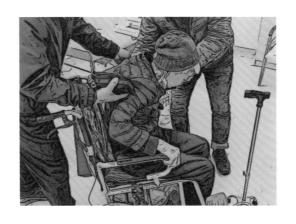

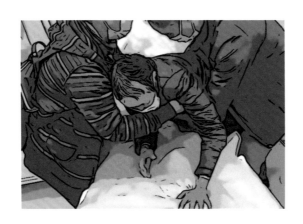

的老年患者。长期的腰痛、背痛、腿痛使得他们行动十分不便，通常由家人推着轮椅来就诊。起个身需要在两三个人的帮助下，花几分钟时间才能缓慢地完成。这对于高龄老年人无疑是灾难性的。

在现今老龄化日益严重的时代，老年人骨质疏松性疼痛造成的失能问题明显增加了家庭、社会的负担。它的治疗难点在于，患者往往为高龄老年人，因痛失能造成的一系列问题非常难以通过常规的治疗手段一次性彻底解决。"因痛失能"对于老年骨质疏松症患者的危害力可见一斑。

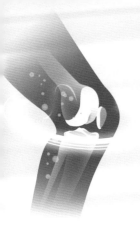

23 因痛失能给老年人带来的危害

　　骨质疏松性疼痛在老年人群中普遍存在,并给他们的健康生活造成巨大的危害,这在当前我们所处的老龄化社会已成为一个严峻的公共临床问题。你一定会问:骨质疏松性疼痛怎么会这么厉害?它究竟厉害在哪里?接下来就来和大家聊聊这个问题。

　　正如前一节中所述,骨质疏松性疼痛给老年人带来的最主要问题在于四个字:因痛失能。这很好理解,因为持续的疼痛,造成基本生活能力的丧失。如果你稍加留心的话,不难发现,身边说不定就有不少这样的例子。

　　刘爷爷今年八十好几,患者高血压、糖尿病、心脏病,老年人常见的疾病他都有。最近几年病情更加严重,开始出现记忆力下降，有时认人，有时不认人。

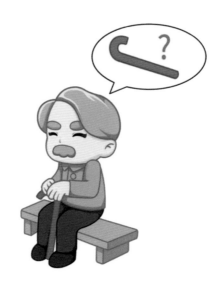

　　最近几个月，刘爷爷出现了腰背痛，天天躺在床上哇哇叫痛。本来还可以在家里走一走，上个厕所，现在连起身都困难。因为疼痛的刺激，刘爷爷的情绪波动很大，他变得更加糊涂了，甚至经常乱说胡话。家人无法理解刘爷爷想表达的意思，而刘爷爷在疼痛的刺激下神志变得越来越混乱。他经常用手指着不远处，说着毫无逻辑的话，给人感觉似乎有人要害他的样子。

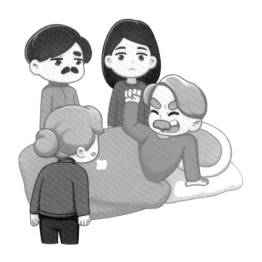

此外,刘爷爷还出现了一些时间感的错乱。他昼夜颠倒,分不清白天和黑夜。白天本应是精神好、活动多的时间段,但他却呼呼大睡,不理人,也叫不醒。而夜深人静的时候,他却来了精神,好像这时才是白天似的,嘴巴里咿咿呀呀说个不停,一会儿叫老伴儿,一会儿喊儿子,一家闹翻天。家人看他这个样子很心疼,每当他吵闹的时候,总想去帮帮他翻翻身,揉一揉,可是却碰不得,一碰他便哇哇叫。这让全家人不知所措,近乎崩溃。

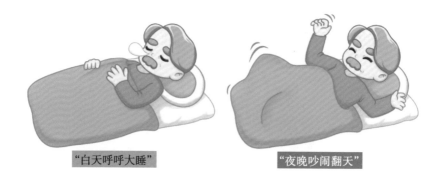

"白天呼呼大睡"　　　　　"夜晚吵闹翻天"

刘爷爷的情况是一类普遍存在的老年问题。在医院门急诊，诸如他的情况并不少见。他们通常由家人或护工推轮椅送到医生面前，佝偻蜷缩，满脸愁容。"全身到处都痛"是经典的主诉。从头到脚一圈检查全部做完，通常并没有严重的急性损伤，但周身上下骨质疏松，脊柱与关节退变等问题四处遍布，很难做到采用常规的治疗方式逐一地解决。

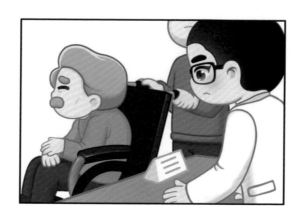

这类高龄老年人另一个突出的特点是存在不同程度的神经系统退变、认知功能减退,和我们通常所说的老年痴呆是关系密切的一类问题。长期的疼痛刺激会加重这种认知功能障碍的严重程度,诱发胡言乱语、被害妄想、听力障碍、时间空间感障碍、幻觉等类似于精神错乱一样的表现。其实,在医学上有专业术语描述这种状态,称作"谵妄"。谵妄实际上是一种认知功能障碍的急性发作和波动的状态,患者的意识是清醒的,但认知和逻辑却出现了错误。持续的谵妄会给老年人的生活造成很大的危害,不仅严重影响患者的进食、大小便等基本生活自理能力,存在继发损伤的风险,还会加重老年痴呆的严重程

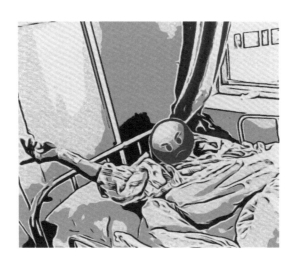

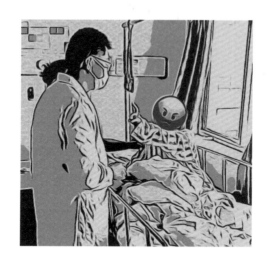

度。这一切就是老年人"因痛失能"的经典演绎。

　　所以说，因痛失能是骨质疏松性疼痛的核心危害力。持续的疼痛作用于原本存在退变的中枢神经系统，导致患者出现认知功能障碍、依从性下降，而这种情形又会进一步加重失能的生活状态。痛和失能的恶性循环给患者本人、家庭和社会都带来沉重的负担，医治也极为困难。

　　骨质疏松性疼痛给老年人健康生活带来的危害不容小觑。

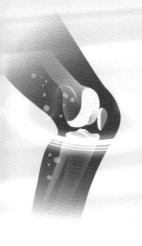

24 老年骨质疏松性疼痛治疗的首要目标

在上一节中我们对老年骨质疏松性疼痛的危害力已有了足够的认识。既然骨质疏松性疼痛对老年人健康生活质量的危害力如此之大，当遇到这种情况时，该怎样进行治疗呢？这个问题也可以理解为：老年骨质疏松性疼痛治疗的首要目标。

老年人是一个非常特殊的群体，他们的身体机能、社交能力和儿童、青少年、青壮年、中年人都不一样，因此疾病治疗的目标也不同。所以，我们不能把老年患者当作平常人来治疗，尤其是高龄老年人。老年骨质疏松性疼痛治疗的首要目标是有效缓解疼痛、保护机体功能、提高生活质量、减轻家庭负担。这样的治疗目标给医学工作者带来一定的挑战。具体而言，老年患者需要安全、有效、微创、便利而且经济的治疗方式。

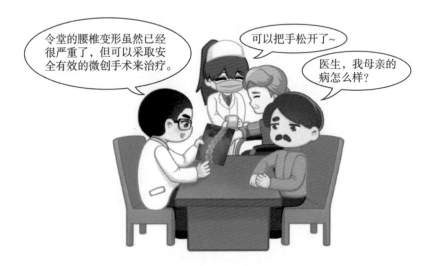

当前很多热门学科的主流治疗手段对老年骨质疏松性疼痛而言显得有些力所不能及。尽管现在全世界范围内已经达成了普遍的共识：对于因下肢骨折而丧失行动能力、被迫卧床的高龄患者，越是高龄，越是要积极地争取手术机会。但因为骨质疏松性疼痛造成了行动不便、被迫卧床的患者呢？很少有医生敢轻易地通过常规外科手术的方法去逐一解决超高龄患者全身各个部位的退变性结构问题。除了止痛药或者全身应用糖皮质激素，可用的方案屈指可数。不仅药效有限,而且还要面临超高龄患者吃药不配合、用药风险高等阻力。因此,超高龄患者的痛病,于医生而言是一件非常吃力不讨好的事,甚至有些束手无策,这使得这类患者经常无处求医、十分无助。除痛、恢复自如行动和生活自理,是他们最迫切的需要。

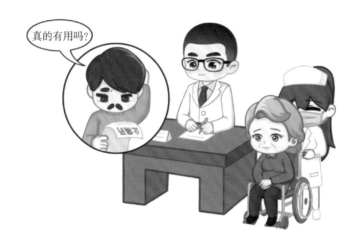

在这样的背景下,现代疼痛学的一系列特色治疗技术发挥了很大的优势。比如,对骨质疏松性胸、腰椎压缩性骨折引起的疼痛和失能,骨强化技术能够通过极微创的经皮穿刺治疗实现对骨折椎体的骨水泥注射,迅速解除疼痛和失能的状态。

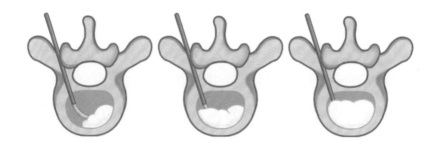

对慢性腰背部退变性小关节疼痛，通过超声引导下的脊神经精确注射，能够立竿见影地缓解腰痛和活动受限。超声技术是一项十分安全的影像技术，它的突出优点是无辐射、操作简易且能够动态地观察人体结构与病损。近年来超声引导技术已经被广泛地引用于骨骼肌肉

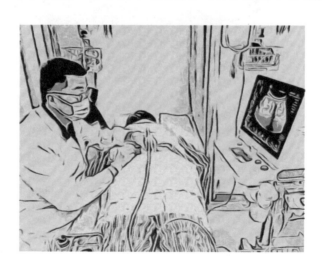

疼痛疾病的治疗,使医生们能够通过门诊治疗的方式方便、有效地解决很多运动系统慢性疼痛。

此外,因骨质疏松、脊柱退变引起的各类神经痛,通过 CT 引导下的精确介入治疗,也能够取得很好的治疗效果。CT 虽然有一定的辐射,但它作为影像导航装置,精准性远比超声导航高。所以,对于一些病变位置较深、相对更加复杂的疼痛,CT 导航下的治疗能够获得更好的疗效。

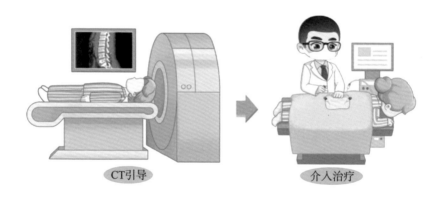

CT引导　　　　　　介入治疗

由此可见,对已经引起失能的痛性骨质疏松症,疼痛精准治疗技术为实现三级预防提供了很多的机会。通过这一系列损伤极小(如同打针一般),而且精确性很高的"精准治痛"技术,很快即能实现对患者基本生活能力的功能保护。真正能够做到安全、有效、微创、便利而且经济，是患者和家庭的福音，减小了医疗负担，带来良好的社会效益。

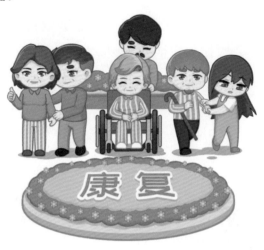

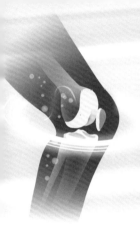

25 以保护功能为核心的疼痛治疗新技术

各个学科都有治疗骨质疏松症的方法。比如，内分泌科擅长抗骨质疏松药物治疗，骨外科擅长脆性骨折的微创手术治疗，中医科和康复科则擅长祖国传统医学的补肾强身疗法。这些治疗方式都侧重于骨的结构重建。我们已经认识到，疼痛最主要的危害是造成功能丧失，并引起一系列影响生活质量的问题。既然这个问题如此重要，那么该怎样解决呢？这实际上就是疼痛科治疗老年骨质疏松性疼痛的侧重点。在加强结构治疗的同时，也需兼顾提高机体的功能。对于疼痛科而言，骨质疏松性疼痛的首要治疗目标是解决疼痛引起的失能问题，或者简单说就是"保护功能"。

疼痛治疗是一门精确治疗技术。疼痛原因需精确，治疗靶点需精确，操作手法需精确。这些要求仅凭止痛药很难全面达到。因此，还需借助一系列新技术。

　　那么，疼痛治疗现在有哪些新技术？

　　(1) 影像引导下的精确介入治疗技术。所谓影像引导，即在影像技术的实时监控导航下，对治疗靶点实施"看得见"的准确干预。比如超声图像的引导、CT 图像的引导。"介入"则是一种损伤极小的微创治疗技术。这种治疗技术极微创，通常没有刀口，损伤仅限于针眼。

　　这种微创介入治疗的损伤小到什么程度呢？就像打

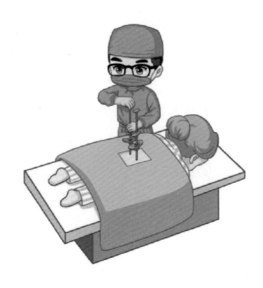

针。它的主要治疗工具就是一根直径约 1 mm 的穿刺针。没有刀口，几乎无出血，治疗处仅可见一个针眼。治疗前也无需禁食、禁水，无须全身麻醉，仅仅在穿刺部位打几毫升局部麻醉药即可确保治疗过程无痛。对疼痛靶点的精确干预也有多种方式，可通过注射止痛药液、臭氧消炎、射频消融等各种理化方式发挥神经调控作用，从而达到有效缓解疼痛的治疗目标。

影像引导下的精确介入技术又有以下几种：

① 超声引导下的神经调控治疗技术。超声可视化影像技术是当今疼痛治疗领域非常重要的辅助技术。此技术无辐射、便携且高效，极大提高了对治疗靶点干预的

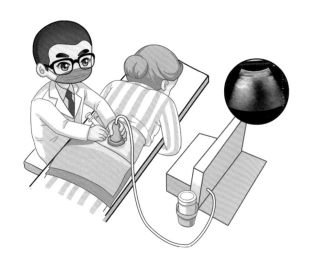

精确度。在超声影像的定位下可以对引起疼痛的靶点进行各种各样的微创介入性干预，如神经调控、粘连松解、消炎注射等，实现"一根细针精确制痛"的作用。

骨质疏松性疼痛是一种复杂的疼痛，它涉及力学、神经、炎症因子等多个机制。分布在脊柱后方的神经分支是骨质疏松性腰背痛的重要贡献力之一。这些神经分支由脊神经发出，它们走行于脊柱后方的小关节附近，在错综复杂的骨突间狭小的间隙中穿行。骨质疏松会引起脊柱后方的应力过于集中，骨突和小关节之间的相互稳定性就会下降，对本身并不宽敞的神经分支走行区域造成刺激，引起疼痛。所以，如果能够针对这些受到刺激的神经进行精确干预，调控它们的功能，就能实现对这种疼痛的精准治疗。通过超声探头的扫描，能够将人体内各层次的声影信号转换为屏幕上的动态图像，并能够同步监视用于治疗的细针在体内的行进路线。在超声的导航指引下，将一根细针精确地穿至脊柱神经分支的附近，通过射频消融的方式，将异常兴奋的病变神经组织毁损的同时，却不损伤功能正常的神经组织。通过数个疗程的治疗，达到降低疼痛程度的治疗效果。

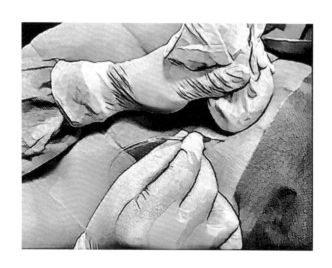

　　② CT 引导下的介入治疗技术。该技术比超声引导更加准确。首先通过 CT 扫描确定治疗靶点,在 CT 操作

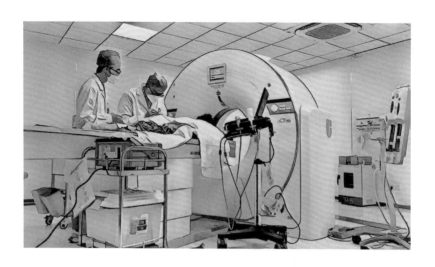

台的电脑界面上，我们可以通过专业软件精确地测量出治疗靶点距离皮肤的深度、角度，精确度可达毫米级。在获得测量数据后，医生就能把细针精确穿到治疗靶点，精确程度可以说是"指哪儿打哪儿"。

（2）脊髓药物持续输注装置植入技术。这项技术将一根很细的医用导管经皮精确穿入，送至脊髓神经旁边，通过对脊髓神经直接持续给入止痛药物，达到强效镇痛的作用。它有另一个常用的名字：鞘内泵。所谓"鞘内"，指的是该药物输注系统的管道放置于蛛网膜下腔内，而蛛网膜是我们人体最精细的脊髓神经表面的一层薄薄的鞘膜，可见位置之精细。而之所以称作为"泵"，是对它能够持续不断地、缓慢地向脊髓神经连续释放药物的这一功能特点的形象描述。鞘内泵适用于晚期癌痛、带状疱疹后疼痛等通常的止痛药无法控制的顽固性神经痛。现在，在最新的远程控制科技的支持下，鞘内泵实现了无线网络遥控式的居家管理。即患者在医院接受了鞘内泵治疗后，就可以回到家中，医院的医生能够在千里之外，通过电子计算机远程掌控其药物输注的速度，并清楚地了解泵内剩余的药量，能够及时掌握患者对装置的使用情况，极大地方便了患者的就诊和随访。

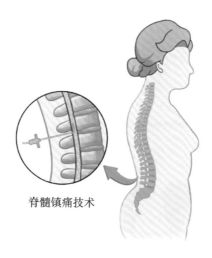

脊髓镇痛技术

（3）骨水泥注射技术。骨水泥注射技术专用于骨质疏松症引起的胸、腰椎压缩性骨折。它通过术中透视影像的精确引导，将一根细穿刺针经皮穿入因压缩性骨折而塌陷的脊椎骨，向内注射骨水泥。

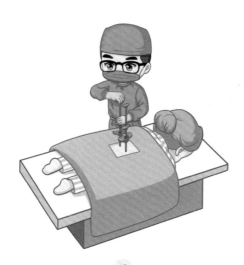

骨水泥是一种医用的人体植入物材料，它像牙膏一样被注入骨组织内，能够和骨组织融合在一起。骨水泥片刻间就会凝固，使得骨折的椎体变得很坚固，骨的硬度

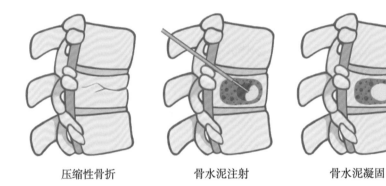

压缩性骨折　　　　　骨水泥注射　　　　　骨水泥凝固

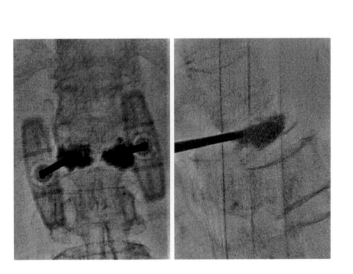

得到了强化,从而达到缓解疼痛、恢复活动的疗效。这项治疗技术目前已经非常成熟,每年全世界有数以万计的患者接受该治疗。

(4)脊髓电刺激技术。这项技术更为高级。它同样也是将一根细导管经皮精确穿至脊髓神经旁边,但这根导管并不是一根平常的导管,而是连有电极,通过对脊髓神经进行柔和的电刺激,使疼痛的信号传导强度下降,从而缓解疼痛。它可用于腰椎大手术后的顽固性疼痛、晚期癌痛等难治性的神经病理性疼痛。

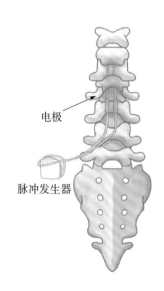

电极

脉冲发生器

　　总之，现在的疼痛治疗已不再像我们以前所听说的，单单打一针"封闭针"那么简单。它是一门依赖高科技的精确治疗技术，治疗目标是实现"保护功能"。

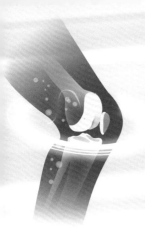

26 "骨刺"到底是什么?

提及骨质疏松和疼痛,很多人一定会联想到一个词: 骨刺。骨头上长出一根尖锐的刺,这名字一看就很痛。

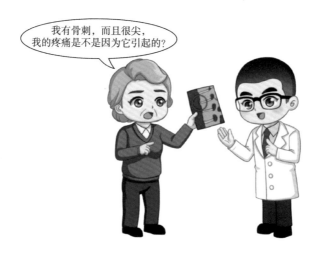

我有骨刺,而且很尖,我的疼痛是不是因为它引起的?

在门诊,医生经常会听到患者问:"我有骨刺,而且很尖,我的疼痛是不是因为它引起的?"那么骨刺到底是什么?究竟有没有骨刺?

"骨刺"是老百姓口中对骨质增生的一种形象化的描述。曾经也有医学专业人士对"骨刺"这一称谓提出过异议。从医学角度上说,骨头并不会长刺,但会因为骨质增生而长出骨赘。不过,纵观近期的医学专业文献,"骨刺"这一提法已遍布医学界。大量关于"骨刺"如何治疗的文献都默认了它的存在,比如,跟骨骨刺、腰椎骨刺等。所以,"骨刺"这个名称到底正确与否暂且先不去讨论,但确有"骨赘"这一问题,多少与"骨刺"能对上号。

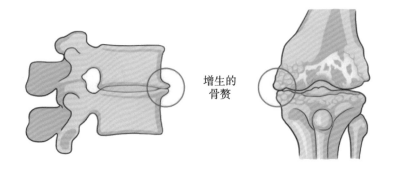

增生的骨赘

"骨刺"的确犹如它的名字一样,是一根刺吗?其实并不是。这个问题要从"骨刺"这一名称的来源说起。

众所周知,随年龄增长,人体骨骼结构逐渐退变。退变的骨和关节常常会出现骨质增生。为什么退变了反而还会增生呢？这是骨组织自身不断修复损伤的一种现象。增生的骨边缘形成了一些疙疙瘩瘩的、多出来的骨赘,而这些骨赘在 X 片或 CT 上可以观察到。它们往往形状突起,并时常带有棱角。某些部位的骨赘在影像上看就像一根锐利的尖刺。因此,才有了大家口中的"骨刺"一说。

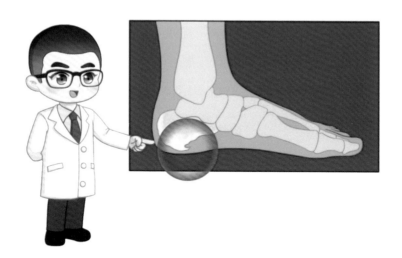

实际上,骨刺并不是一根尖锐的刺。

首先,作为增生的赘生物,它的形成往往需历经一段时间,经过反复的退变、损伤、炎症、修复等过程,逐渐形成。因此,虽然 X 片或 CT 影像在某一特定角度上观察到骨边缘突起,但实际上它并不是一根锐利的刺。

其次,我们能看到的 X 片和 CT 影像所显示的骨的轮廓并不一定揭示了该结构的全貌。在片子上我们能看到骨结构的表面,往往还有软骨、筋膜、韧带等组织覆盖,而这些结构通常不显影,或显影不充分,因此容易给人以视觉上的假象。以传说中的跟骨"骨刺"为例,X 片时常会显示跟骨的后下方出现增生骨赘,恰好位于脚跟下面。从形态上看,很多跟骨"骨刺"就像一把倒钩,钩尖正对着脚底板。试想,假如它真的有如一根尖刺一样尖锐,怼着我们的足底,该有多痛? 指不定能把脚底怼出个窟窿眼

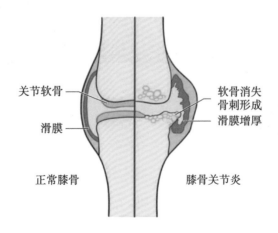

关节软骨　　软骨消失骨刺形成

滑膜　　滑膜增厚

正常膝骨　　膝骨关节炎

儿是不是？而实际上，很多人发现跟骨"骨刺"也是偶然的事情，平时并无明显的症状。简而言之，X片影像上的尖锐骨突并不一定像我们在片子上看到的那么锐利。

那么"骨刺"究竟和疼痛是否有关呢？这个问题是需要具体情况具体分析的。再以跟骨"骨刺"为例，它赘生于跟骨的下方，该部位恰好为足底筋膜在跟骨底面的附着处。所以，在长期的行走过程中，就可能反复刺激局部的筋膜，产生炎症，继而引起足跟痛。再比如，腰椎椎体前缘的骨赘，常常会对紧贴着椎体的腰交感神经节造成压迫，引起下肢血管痉挛性疼痛。可见，"骨刺"致痛确有其事，但并非都以通常所想象的那种简单直接的作用方式。

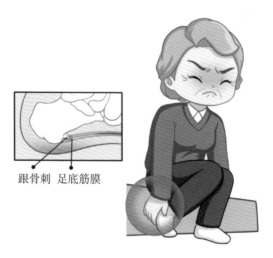

跟骨刺 足底筋膜

看到这里,你应该明白了吧,"骨刺"倒是一个确有其事的存在,但它并不是骨头上长出一根刺那么简单的一件事。所谓的"骨刺",实际上是由增生的骨赘所"饰演"的。它并不会像一根尖刺一样直接刺入组织的方式导致疼痛,但却可能会通过引起炎症、刺激神经,间接地导致疼痛。

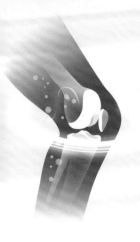

27 骨头汤补钙吗？

一提到骨质疏松的饮食问题,很多人会自然而然地联想到:骨头汤。营养丰富的大骨头用文火慢炖五到八个小时,随着咕嘟咕嘟的翻滚声,骨中的营养物质全部进入了香浓可口的汤汁中,想想都觉得:大补！不仅美味无

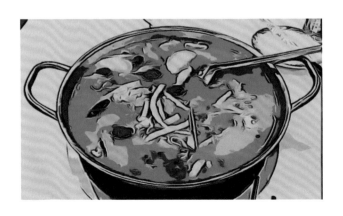

比，而且骨中的钙全都在这浓浓的高汤中吧！多喝几碗，一定很补钙！

医生经常会听到患者问诸如以下的问题："我去年骨折过，是不是要多喝骨头汤？""我有骨质疏松，缺钙，多喝骨头汤有用吗？"这些问题的答案，还真不是一两句话能够解答清楚的。其中最主要的问题在于，骨头汤到底补不补钙？我们来探讨一下这个话题。

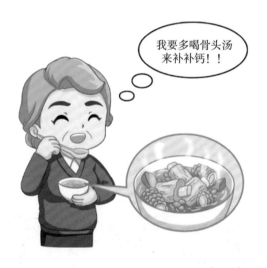

坊间一直有"补钙要多喝骨头汤"的说法。按照传统的食补保健观念，吃骨补骨，而动物的骨中富含钙质，所以喝骨头汤能补钙从逻辑上看似乎非常有道理。然而，从科学角度上说,并非如此。

　　骨头汤里含钙量并不高。科学实验表明,每碗(约200毫升)骨头汤中,仅含有 4 毫克左右的钙。4 毫克是怎样的一个概念呢? 不妨来看一组数据:中国营养学会推荐的成人每日钙摄入量为 800 毫克。按一碗骨头汤四两来算的话,这样的骨头汤得喝上 200 碗,才够补充一个人一天所需要的钙。一天 200 碗骨头汤,你能不能喝得下?

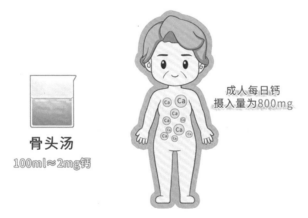

骨头汤
100ml≈2mg钙

成人每日钙
摄入量为800mg

　　营养学研究表明,矿物质在人体内的浓度受多个复杂机制的综合调控。因此,某种矿物质的吸收不单单靠高摄入,还有赖于多种生理机制的调节。"食补"的影响力其实并不大。盲目地通过吃"含钙高"的食物来达到"补钙"的目标并不科学,更多的是心理作用。

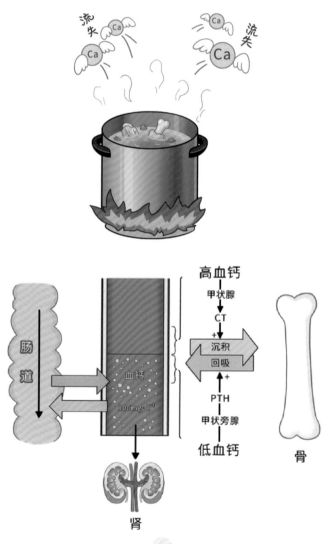

一味认为"多喝骨头汤能补钙",恐怕更是无多裨益。这是因为,不少科学研究证明,浓汤中除脂肪含量很高外,嘌呤的含量也很高。长期多喝浓肉汤,发生高尿酸血症的风险将明显增高,而高尿酸血症则是痛风的主要原因之一。一碗香浓的骨头汤喝下去,满满的都是油脂和嘌呤。

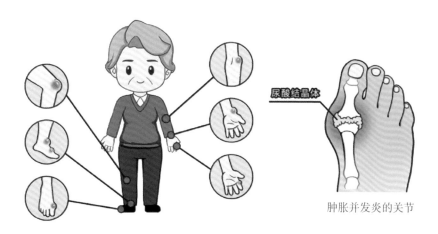

尿酸结晶体

肿胀并发炎的关节

好了,看到这里,骨头汤补不补钙,相信你一定有了答案。

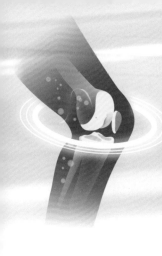

28 预防骨质疏松症吃什么好？

饮食保健在疾病预防的过程中发挥着重要的作用。中医传统上也讲究食疗、食补的保健理念。在上一节中

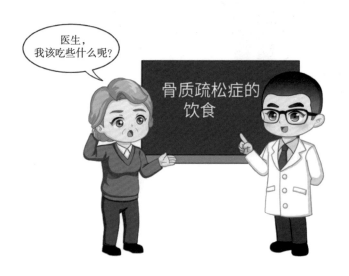

我们已经认识到，骨头汤里含钙并不高，喝骨头汤补钙也并不靠谱。那么问题来了，为了预防骨质疏松症，究竟吃什么好呢？这也是非常受关注的一个问题。现在我们就来探讨一下骨质疏松症的饮食问题。

什么样的饮食有利于预防骨质疏松症呢？其中有门道。

首先，对于骨质疏松症最青睐的人群，即 50 岁左右、即将处于围绝经期的女性，根据医学指南推荐，推荐多摄入全谷物纤维、足量的新鲜蔬菜和水果、鱼虾类优质蛋白，为全身提供均衡的营养物质和丰富的微量元素。同时，养成控糖、少油、限盐、限酒、戒烟、足量饮水等饮食习惯，使身体血液循环通畅、维持良好的机体代谢。

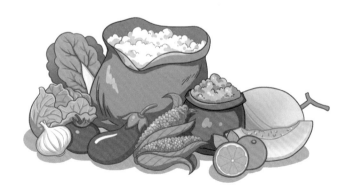

其次,对于有潜在骨质疏松风险的人群,比如通过骨密度检测已发现骨量减少者、60 岁以上的老年人,提倡多吃加工简单的食物。复杂精细的加工程序尽管会使食物变得外观精致、口感细腻,但也容易造成营养元素的丢失。在具体的食物品种上,推荐以植物性食物为基础,结合多种新鲜果蔬、豆类、谷类和种子,多使用植物油(尤其橄榄油),保证奶酪或酸奶等乳制品、蛋类、鱼类的摄入,少量饮用低度葡萄酒,减少红肉、加工类肉制品、添加糖等食品的摄入。上述这种饮食结构因与地中海地区居民的饮食习惯相似,故又称为"地中海饮食",很时髦的名字是不是? 近年来很流行。地中海饮食对于更年期男、女性都适合。

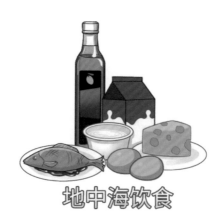

地中海饮食

再次，摄入充足的蛋白质和维生素 D，这是必不可少的饮食习惯。每天应优先摄入优质蛋白，比如牛奶、鸡蛋，稳定达到 1.0～1.2 克/千克体重的日摄入量，并建议于早、中、晚餐三餐分次摄入。优质蛋白质的吸收效率高，能够高效地增加机体营养和抵抗力，维持器官组织的正常工作能力。充足的维生素 D 则是维持人体对钙的吸收利用功能的重要物质。对于围绝经期女性，每日需补充至少 800 毫克维生素 D，并维持血清中具有功能活性的 25 -羟基维生素 D＞50 nmol/L。动物肝脏、海鱼类、蛋类、蘑菇等食物中富含维生素 D，但海鲜和动物内脏也含有较高的嘌呤，过度食用同样易引起高尿酸血症和痛风，所以应讲究平衡摄取。

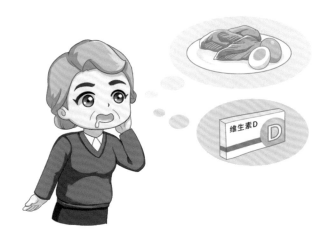

最后，某些植物食品如大豆、亚麻籽、桑葚、坚果等，富含植物性雌激素，与人体内源性雌激素有着相似的化学结构，可直接或间接作用于雌激素受体，发挥生物学效应。这类食物对更年期女性因雌激素缺乏而致的骨代谢异常有一定的积极影响。

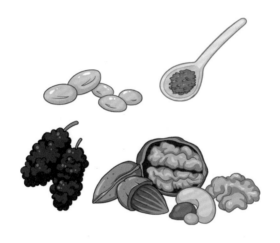

　　可见，预防骨质疏松症，在饮食上最重要的一点，就是要均衡饮食。推荐优质蛋白、新鲜蔬菜水果及植物谷类、植物类油脂、奶制品、多种维生素等的摄入，各种营养元素需稳定、平衡地摄取。

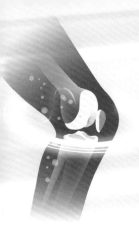

29 含钙量高的食物有哪些?

在前面几节中我们已经认识到:骨头汤并不"补钙",预防骨质疏松需讲究营养均衡的饮食,推荐富含新鲜谷

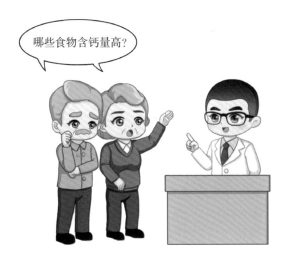

哪些食物含钙量高?

物蔬果、优质蛋白的"地中海饮食"等。当然，从医学角度上看，"补钙"确实是骨质疏松症治疗的要点之一。所以，含钙量高的食物仍是值得提倡的。那么，你一定会问：哪些食物含钙量高呢？

实际上，"哪些食物含钙量高"并不是一个简单的问题。每种食品都含有一定量的各类元素，具体的含量高低有别。根据我国一项营养学研究结果，我们通常吃的64种食物中，含钙量在 4～410 毫克/100 克之间。其中，含钙量大于 100 毫克/100 克的食物有 8 种，由高到低分别为：河虾、奶粉（牛奶）、鳙鱼、冬苋菜、红苋菜、黄豆、鲢鱼、鲤鱼。

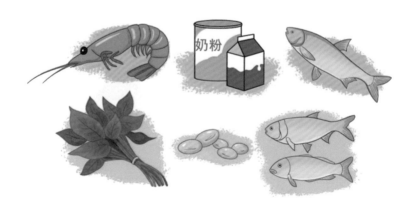

不过，也有一些研究表明，奶酪、豆腐、三文鱼、沙丁

鱼、胡萝卜等食物中也富含钙，特别是虾皮，含钙量尤其高。研究结果的准确性受到被检测食品的产地、来源、时间、检测机构等多个主客观因素的影响，所以存在一定的局限性。有时，甚至会让你觉得不知道该听谁的。但总的来说，公认含钙量较高的食品种类有：牛奶及奶制品、虾类、鱼类、豆制品、胡萝卜、绿叶菜。

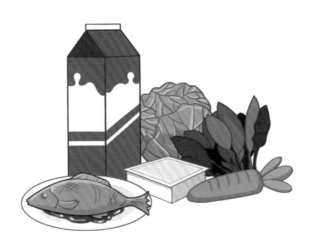

既然我们能够通过检测的方法研究出哪些食物含钙高，那么我们是不是只要盯着这些食物使劲吃，就可以有效地补钙了？并非如此。这是因为，从我们摄入食物到食物中的钙被有效地吸收当中有很多复杂的环节，在此过程中存在很多影响钙吸收的因素。

首先，要考虑食物的常用量。举个例子，虾皮含钙量非常高，但虾皮的单位体积和质量都很小。在一餐中，我们食用虾皮最多也就 4～5 克。我们一天的饮食中，不可能光吃虾皮吧？就算天天都吃上一顿虾皮，100 克虾皮差不多够吃上个把月了。因为单位质量很小，所以我们如果指望通过吃虾皮来补钙，还需要考虑在正常的生活习惯下，能不能实现我们的设想。

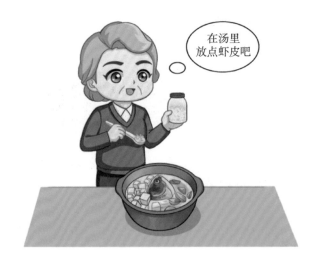

　　其次，要考虑食物经人体消化道吸收的效率。同样以虾皮为例，它的含钙量虽然很高，但它的钙质主要集中在虾壳中。吃下去后，人体若想吸收其中的钙，首先要将其虾壳溶解。然而，虾壳质地干硬，难以磨碎，即便经过胃酸作用，能溶解的比例也很低，大部分最终成为食物残渣排出体外。再者，虾皮中虽然含钙高，但维生素 D 的含量很少，而维生素 D 却又是促进钙吸收的重要物质。可见，虾皮尽管含钙量高，但补钙的效率并不高。

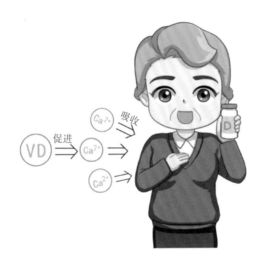

到底哪些食物含钙量高，看似简单的一个问题，其实并不简单。因为我们探究这个问题的目的并不仅仅停留在测定出各种食物中钙含量并一比高下，它的背后含有更多探究其营养价值的潜在目标。换句简单话说，研究哪种食物含钙量高，是为了研究哪种食物补钙效率高。

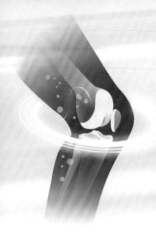

30 预防骨质疏松症，怎样的运动方式好？

生命在于运动。我们经常会听到"加强锻炼能够预防骨质疏松"这样的说法。很多患者都曾问过这样的问题：究竟该怎样运动才能预防骨质疏松症呢？

运动能够预防骨质疏松症，这在医学界早已被研究

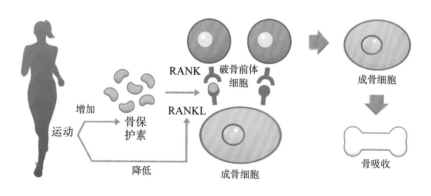

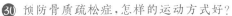
证实。运动可直接增加机体分泌的一种对骨组织具有保护性的物质——骨保护素。不仅如此,运动还可抑制破骨细胞的分化,减少破骨细胞介导的骨吸收,从而防止骨量丢失。那么你一定会问:具体哪些运动方式好?

我们可根据运动项目实施过程中对人体造成的冲击力大小,将运动分类为冲击力项目和非冲击力项目。研究发现,冲击力大的运动项目对骨骼的影响更显著,更利于维持骨密度。长期进行对下肢具有冲击力的短跑、跳远、跳高者,骨密度远高于长期从事耐力型运动项目(如游泳)者。

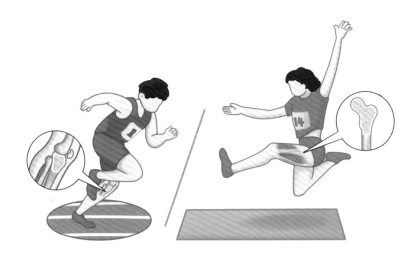

有一定对抗性的球类运动，如足球、篮球、乒乓球，对增强机体骨骼肌肉的强度有明显的作用，不过这类运动存在一定的损伤风险。因此在运动前需充分地热身，运动过程中需注意正确的运动姿势，避免超负荷，运动后需进行充分的拉伸。哑铃、单杠、引体向上、卧推、俯卧撑等相对高强度的无氧运动、抗阻运动，比散步、慢走等单纯的有氧运动更利于改善骨密度。

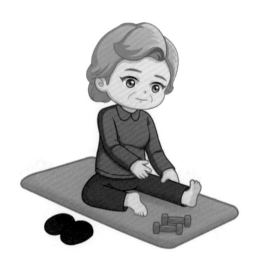

尽管高强度运动相比低强度运动更有利于预防骨质疏松症，但对于不同人群而言，仍因结合自身情况对运动方式做出合理的选择。毕竟随着年龄的增长，身体的机

能会不同程度地下降,很多年轻时能够驾驭的运动项目渐渐地会力不从心。如果盲目地坚持高强度运动方式,则有可能增加受伤的风险,适得其反。

从人一生不同年龄段看,青春期是骨骼生长发育、塑形调节的最佳时期。在此时骨骼系统尚未完全成熟,具有很大的重建潜力。因此,在这一时期内进行高强度的体育运动,能够有效地增加骨密度,并能够刺激骨骺的生长,促进个头长高。此时的骨密度积累将影响到成年、老年后的骨密度总量。同时,与骨骼密切关联的肌肉韧带

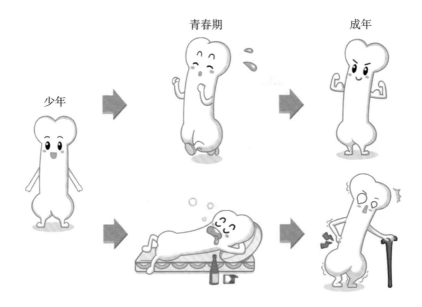

系统也会变得很强壮，而它们对骨组织具有很强的保护作用。通俗地说，年轻的时候底子好，上了年纪后也就有个好的身体基础，骨量丢失的速度也会减慢。所以，我国现在很重视青少年的体育教育，一些对抗性较强的体育项目近年来纷纷被选入中考科目。

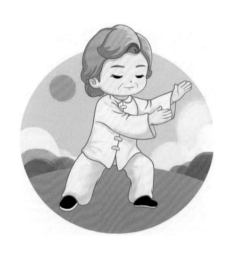

50岁以上的中老年人，尤其绝经后女性，并不适合高强度的运动。处于这一时期中的人群宜进行相对舒缓的运动方式。太极拳、五禽戏、八段锦等运动方式则较适合这一人群。这类传统的锻炼方法对全身骨与关节的功能也能够产生积极的作用。

可见，针对"预防骨质疏松症，怎样的运动方式好？"这个问题，因人而异，需视具体情况对待。